ABRÉGÉ

DE L'HISTOIRE DE LA CAUTÉRISATION

DE L'URÈTRE EN FRANCE,

AVANT DUCAMP;

PAR P.-L.-A. NICOD,

Chirurgien ordinaire du Roi, servant par quartier, Chirurgien en chef de l'hôpital Beaujon, Chirurgien honoraire des Dispensaires, de la Société philantropique, de la Société Maternelle, du Bureau de Charité et Membre de plusieurs Sociétés savantes.

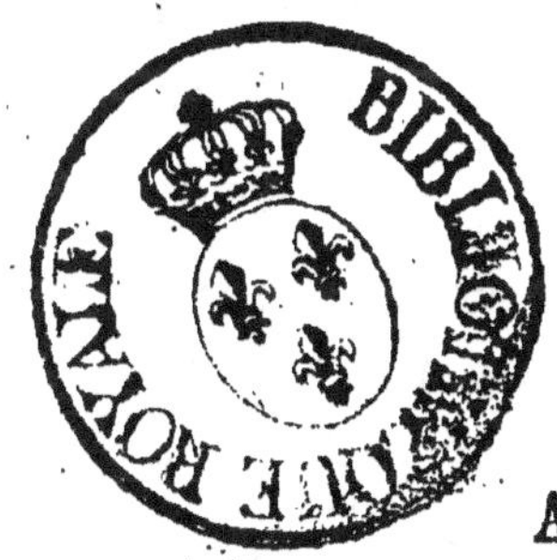

A PARIS,

CHEZ { L'AUTEUR, rue St.-Florentin, n.° 8.
MÉQUIGNON-MARVIS, libraire, rue du Jardinet, n° 13.
DELAUNAY, libraire, galerie de bois, au Palais-Royal.

1826.

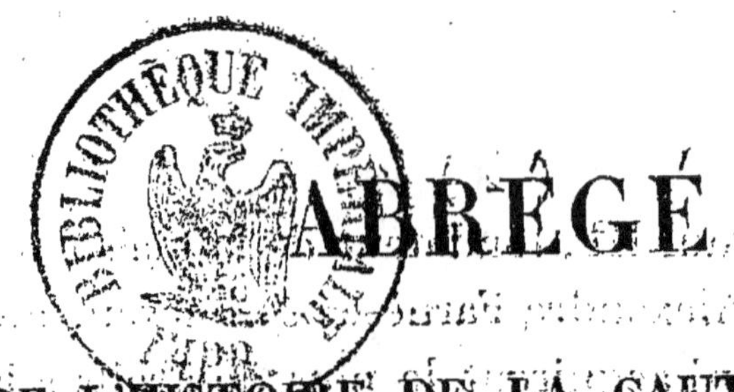

ABRÉGÉ

DE L'HISTOIRE DE LA CAUTÉRISATION

DE L'URÈTRE EN FRANCE,

AVANT DUCAMP.

CHAPITRE PREMIER.

> « La science qui instruit, et la médecine qui guérit, sont
> fort bonnes sans doute ; mais la science qui trompe et la
> médecine qui tue, sont mauvaises. Apprenons donc à les
> distinguer ». J.-J. Rousseau.

Sprengel pensait que l'esprit humain ne fit jamais
de progrès plus rapides et plus brillans que dans
le seizième siècle, mais que jamais aussi on ne
vit les restes des préjugés et de l'ancienne barbarie s'élever avec plus de fureur contre la véritable science, et pour le dire en un mot, les
lumières de la raison être plus vivement aux prises
avec les ténèbres de l'ignorance. Il fait remarquer
avec raison que les Papes de ce période servirent
de modèle aux princes dans la protection qu'ils
accordèrent aux sciences et aux lettres. Il rend

hommage à Paul III, fondateur de la maison de Farnèse et à Alexandre Farnèse, son neveu, qui furent ceux qui acquirent le plus de droits à la reconnaissance des littérateurs et des philosophes. Comment en serait-il autrement aujourd'hui, que la civilisation fait des progrès si rapides dans toutes les parties du monde?

La nécessité bien sentie par tous les hommes purs et instruits de faire le bien à son semblable pour se procurer des jouissances douces, a imprimé à tout honnête homme les sentimens de l'Évangile; ainsi, le Pape d'aujourd'hui, comme tous ceux à venir, s'empresseront de réprouver cette congrégation qui prétend faire marchandise de dévotion, quoique celle-ci doive conserver toute la pureté qui la rapproche de sa divine origine.

La France possède un Archevêque vertueux; un Roi qui a juré sur l'autel sacré de maintenir les institutions que Louis XVIII nous avait données; un Dauphin, dont la vertu guerrière ne semble avoir abandonné l'Espagne à l'anarchie honteuse qui l'avilit aujourd'hui aux yeux des nations, que pour en garantir sa terre natale!

La liberté de la presse (dans le degré de démoralisation où vient de nous plonger un nouveau Mazarin) est désormais le plus puissant et certes le plus doux moyen de ramener tous les Français,

(3)

je dirai plus, toutes les nations au plus pur chris-
tianisme. Ce précieux trésor que la calomnie nous
avait enlevé et que Charles X nous a rendu si à
propos, n'abandonnera plus la France. N'étend-
il pas déjà ses filets régénérateurs en Belgique,
en Bavière, à Naples, en Suède et jusqu'en
Hongrie !

Comment, avec de tels élémens de prospérité
et de morale, n'arriverait-on pas à neutraliser,
disons mieux, à anéantir tous les obstacles qu'un
grand maître de l'Université voudrait apporter
aux progrès des lumières auxquelles il dût cependant son illustration. Faut-il donc que tout,
en France, soit dévoué à la fameuse congrégation
pour obtenir la moindre place, la moindre faveur
de l'Université? Non, l'opinion publique fera justice de cette prétention aujourd'hui ridicule, pour
ne rien dire de plus. Un docteur pourra professer
une science utile, toutes les fois qu'il en aura acquis une connaissance suffisante.

La loi ne défend que les rassemblemens de
vingt personnes ; ainsi, un docteur en chirurgie
comme un docteur en droit ou en médecine,
pourra faire, chez lui ou ailleurs, un cours sur
les maladies des organes urinaires ou tout autre
partie de la médecine, en restreignant à vingt le
nombre de ses élèves, sans que Monseigneur le

(4)

grand maître de l'Université ait le droit de l'en empêcher.

Puisque j'ai fait des cours d'anatomie et de chirurgie en 1812, 1813 et 1814, des cours d'opérations et de clinique chirurgicale pendant quinze ans à l'hôpital Beaujon, j'avais certainement plus de droits à professer que plusieurs aggrégés de la Faculté de Médecine de Paris, et à plus forte raison que les docteurs *Colomb*, *Dufrenois*, *Piory* et *Maygrier*, qui ne sont pas plus aggrégés que moi. Du moins, ce dernier méritait-il cette faveur du conseil de l'Université par l'ancienneté de ses services dans l'enseignement pratique des accouchemens. Et moi aussi, ne suis-je pas devenu un vétéran dans la pratique de la chirurgie, particulièrement dans le traitement des maladies des voies urinaires? Puisque je puis offrir au public un plus grand nombre de guérisons avérées sur cette partie, que n'en pourraient prouver tous les professeurs de l'École réunis!

En attendant que le conseil de l'Université soit consulté de nouveau par le grand maître de l'instruction publique sur l'aptitude que j'ai pour enseigner, fort de la nomination de Ducamp, je vais prouver que l'École de Paris est extrêmement nuisible à l'humanité par l'obstination qu'elle met à repousser, sans la connaître, une méthode qui n'a d'autre tort que celui de ne pas avoir pris naissance dans son sein.

Après avoir lu attentivement le mémoire dangereux de M. Lallemand, professeur de la Faculté de Montpellier, je fus si pénétré du mal qu'il pouvait faire par sa grande publicité, que je crus, en conscience, qu'il était de mon devoir de solliciter la charge de faire un cours public sur les avantages de la méthode de Ducamp. A cet effet, j'adressai au grand-maître de l'instruction publique la lettre suivante, sous la date du 21 janvier 1825.

Monseigneur,

« J'ai l'honneur de vous exposer, qu'ayant été désigné dans le testament de feu le docteur Ducamp pour son successeur, comme étant à ses yeux « le plus apte à le remplacer dans la pra-»tique et l'emploi journalier de ses instru-»mens, » je me suis effectivement consacré depuis plus de deux ans à l'étude spéciale et au traitement des maladies des voies urinaires.

»Que d'une part, ayant été à même d'opérer plus de 150 guérisons par l'heureuse application de la découverte qui fait la gloire de cet auteur, et de l'autre, ayant sous les yeux les ouvrages de quelques médecins qui, en traitant cette matière, révèlent, à leur insu, les erreurs dans lesquelles ils sont tombés (erreurs d'autant plus funestes qu'ils semblent se les dissimuler à eux-mêmes), j'ai dû voir avec peine que la méthode dite *par cautérisation,* compromise entre des mains inhabiles et peu expérimentées était déjà devenue plus nuisible qu'utile à la société.

» Considérant, Monseigneur, qu'il était de mon devoir et qu'il m'appartient plus qu'à personne de remédier, autant qu'il est en moi, à cet état de choses, j'ai pensé qu'au moment où je livre à la presse mon recueil d'observations tirées de ma pratique particulière, il serait à propos, afin de faire concourir le précepte à l'exemple, de m'accorder le droit de faire un cours public sur la méthode de Ducamp, augmenté de tout ce que mon expérience m'avait appris avant et après sa mort. A cet effet, j'ai l'honneur de vous supplier, Monseigneur, qu'il vous plaise m'accorder l'autorisation de faire un cours public sur les maladies des voies urinaires. L'intérêt de la science, l'intérêt plus précieux de l'humanité, me font espérer que vous daignerez accueillir la demande de celui qui est,

Monseigneur,

de Votre Excellence.

le très-dévoué et respectueux serviteur,

Nicod.

Quoique j'eusse pris la précaution d'envoyer les affiches des Cours que j'avais faits précédemment, ainsi que les premières feuilles de mon ouvrage imprimé, Monseigneur le grand-maître me fit adresser la réponse suivante.

Monsieur,

» J'ai l'honneur de vous informer que le Conseil royal de l'instruction publique, dans sa séance du 19 février dernier, après avoir examiné votre demande tendant à obtenir l'autorisation de faire des cours particuliers, a décidé, d'après les dispositions de l'art. 4 de l'ordonnance royale du 2 février 1823, qu'il n'y avait pas lieu à vous accorder l'autorisation que vous sollicitez, attendu que vous n'êtes pas agrégé près les Facultés de médecine de Paris.

J'ai l'honneur d'être, etc.,
R.

Les faveurs accordées aux médecins que je viens de désigner prouvent mieux que tout ce que je pourrais ajouter : Que *tout n'est que déception sous un ministère aveuglé sur les véritables besoins des peuples !* Un ministère qui semble avoir oublié que la morale doit venir d'en haut, et que plus on est élevé dans la hiérarchie des dignités, et plus on doit à ses inférieurs les exemples de vertu et de morale ! Que c'est sans doute les crimes des Papes qui ont démoralisé les Rois ! Que les souverains qui violent leur serment de la veille, comme le faisait BONAPARTE après ses traités de paix ; que les princes qui n'employent pas tout leur crédit, à empêcher la violation de la Charte, qu'ils ont jurée comme le Roi, sans y être forcés : que *tous les grands dignitaires*, dis-je, *qui trahissent leurs sermens, sont les vraies causes de la démoralisation des peuples,* sans en exclure cependant la part réservée à cette oisiveté cultivée avec tant de scandale dans les pays souillés encore par les couvens de moines.

Laissons-là ces tristes réflexions du moment pour ne nous occuper que de la véritable science médicale, dont les malheureuses vissicitudes ne sont pourtant pas aussi étrangères à la marche des Gouvernemens qu'on peut le penser encore aujourd'hui en France. (*Voy. Hist. sur la Mort de Royer-Collard,* professeur à l'École de Médecine de Paris. 1825).

En effet, si l'on se reporte au commencement du dix-septième siècle, on voit un de ces génies puissans qui semblent faire oublier tout ce qui les a précédés, pour developper aux yeux d'une génération entière tout l'ensemble de la science sur laquelle ils fixent leur attention. Ambroise Paré, avec un esprit supérieur et une grande droiture d'ame, éclipse dans son art tout ce qui l'avait précédé, en portant sur la Chirurgie le flambeau de la vérité. Avant de raconter en détail toutes les obligations que nous lui devons, l'intérêt du moment, qui touche de si près l'humanité souffrante, nous porte à établir d'abord ce que possédaient de mieux les chirurgiens modernes sur le genre de maladie qui nous occupe, lorsqu'apparut le Traité de Théodore Ducamp sur les rétentions d'urine.

SECTION PREMIÈRE.

École de PARIS, *de* MONTPELLIER, *de* STRASBOURG.

Afin de mieux fixer tout ce que le dix-neuvième siècle devra de reconnaissance et d'honneur à la mémoire de Ducamp, il nous suffira de faire la revue de tous les auteurs qui ont écrit sur la même matière et de leurs différentes opinions sur les moyens curatifs, employés tour-à-tour, conseillés, recommandés, proscrits, repris, abandonnés, oubliés ou méconnus. Telle est la tâche que semble m'avoir imposée Ducamp lui-même; heureux si l'Institut me juge également digne d'une si honorable confiance !

§ I.

Au premier aspect, l'École de Paris présente un bien singulier contraste ! Le professeur qui a le plus rectifié les connaissances chirurgicales que nous avions acquises dans les armées et à la Faculté de médecine de Besançon, le chirurgien qui, après Dessault, a le plus contribué à conserver les trésors de l'ANCIENNE ACADÉMIE DE CHIRURGIE, M. le baron Boyer, enfin, dont les nombreux élèves, répandus dans la plus grande partie du monde, a fait imprimer le neuvième volume de son Traité de Chirurgie en 1824, sans faire aucune mention de la méthode de Ducamp, signalée à l'attention et à l'admiration des savans avec autant de clarté que de justesse, deux ans auparavant, par M. le baron Percy, professeur de la même Faculté, et l'un des membres les plus distingués de l'Institut.

Cette juste prévention, d'une expérience consommée dans la pratique d'un art si difficile contre les innovations des jeunes auteurs, devait-elle dépasser l'instant où la tombe sert de bornes à toutes les rivalités, comme à toutes les ambitions ? Nous était-il réservé par la providence, cet honneur si doux de persuader un maître *que les meilleurs principes qu'il nous donna ont pu se fortifier et s'étendre par les impulsions de l'amitié, au-delà de toutes les espérances du maître?* Oui, l'estime dont il nous honora pendant presque un quart de siècle nous fait espérer : que PLUS CONFIANT DANS NOS ÉCRITS, il réparera bientôt en notre faveur le tort qu'il eut envers Ducamp. Une nouvelle

(11)

édition du *Traité des maladies chirurgicales* réparera cet oubli.

§ II.

La Nosographie chirurgicale de M. le professeur Richerand, incomplète sous beaucoup de
rapports, l'est encore davantage sous celui qui
concerne les rétrécissemens de l'urètre et les
moyens de les guérir. Il prétend (tom. III, p. 488,
3.e édit.) « qu'on a vu par *l'ouverture des cadavres,*
que *ces empêchemens au cours des urines* étaient
dus *à l'épaississement de la membrane du canal.* »

Cette proposition est généralement vraie, mais
elle ne l'est pas aussi souvent qu'il paraît le croire
lorsqu'il ajoute : « On n'a presque jamais trouvé
ces brides et ces carnosités que les anciens ACCUSAIENT
SI FRÉQUEMMENT, ET DONT LA DESTRUCTION LEUR PA-
RAISSAIT SI ESSENTIELLE A LA CURATION DE LA MALA-
DIE (*V.* t. II, ch. VI. *Polypes de l'urètre*).

Cette erreur n'est pas particulière à M. R......
il la partage avec M. Boyer, qui fut son maître
et le mien. Comme lui, j'ai partagé ses erreurs
jusqu'à ce que la pratique m'ait appris à m'en
défier. Mais c'est uniquement à la belle découverte de Ducamp, que je dois l'honneur de parler
aujourd'hui avec tant d'assurance. C'est du moment où je commençai à rapporter divers fila-
mens membraneux incrustés dans cette sonde

merveilleuse (si difficile à étudier pour ne pas commettre des méprises graves). *V.* obs. 19.ᵉ, 28.ᵉ, 32.ᵉ, et celles de Paillot, bandagiste ; Latour, officier en retraite ; Pichar, domestique, etc. C'est à cette époque, dis-je, que je commençai aussi à croire à l'existence des brides dans l'urètre. Le vaisseau sanguin que contiennent celles qui n'ont que l'épaisseur d'un crin de cheval ou d'un gros cheveu, ne servit pas peu à ébranler mes doutes ; je cherchai à mon tour dans les cadavres.

J'y trouvai, en présence de plusieurs élèves de l'hôpital Beaujon, tous aujourd'hui docteurs en médecine, entr'autres, MM. Martinet, Boucher, Vinardou, Salé, DEUX BRIDES BLANCHATRES analogues à celles qu'on rencontre dans les hernies anciennes, et comme j'en vis *une fois qui ressemblaient aux plus belles que Scarpa fit si bien graver.* L'une d'elles n'avait qu'un quart de ligne de largeur et était aussi mince que du papier de soie. La seconde, un peu plus épaisse, avait deux lignes de largeur : toutes deux avaient de douze à quinze lignes de longueur, s'implantaient au côté droit du col de la vessie et se dirigeaient obliquement dans l'urètre, sur sa face inférieure, de manière à s'attacher au côté gauche de ce canal. Une particularité qui me frappa beaucoup et que je fis remarquer, c'est qu'elles étaient

exactement parallèles, mais distinctement sépa-
rées dans toute leur longueur.

Ce malade avait été apporté à l'hôpital dans un
état d'assoupissement profond qui le fit placer
dans les salles du médecin, où il mourut dans la
même journée. Les élèves qui en firent l'autopsie
ayant reconnu qu'il existait une fausse route sur
l'un des côtés de ces brides, me firent appeler
pour la constater. Je reconnus aussitôt tout ce
que je viens d'énoncer, et découvris de plus une
seconde fausse route du côté opposé à la première. Je leur rendis évident que le médecin
qui avait cherché à pénétrer dans la vessie, la
veille (1), avait laissé dévier sa sonde par la résistance que lui opposa la bride principale, et
que dès-lors les parois de l'urètre avaient cédé
au moindre effort. De-là, je fis ressortir le principe de se servir d'une sonde métallique avec le
plus grand soin, *de ne pas laisser à sa pointe la facilité de quitter la ligne médiane du corps, et de bien
fixer le pavillon de la sonde entre les doigts, à
l'aide des anneaux dont il est garni.*

---

(1) Je dis la veille, parce que la perforation était encore
teinte de sang, dans toute sa profondeur, qui était d'un pouce
au moins ; et que rien n'annonçait qu'elle eût eu le temps de
s'enflammer, si ce n'est au premier degré, *adhésif.* Toutes
les démarches de M. Vinardou pour me procurer d'autres détails des médecins qui avaient sondé, furent inutiles.

Ce principe sera développé avec toutes ses conséquences dans mon Mémoire sur les fausses routes. (*V*. tom. 11, Ch. vii.)

Quoique peu de temps après la mort de Ducamp , j'eusse rencontré *de vraies brides* , je ne les qualifiai ainsi qu'avec beaucoup de réserve ; je me contentai d'abord de les bien décrire , afin de pouvoir les comparer avec celles que je pourrais rencontrer dans la suite (Voy. 28.ᵉ obs.) (1). Si je les trouvais rares dans la première année , c'est que l'expérience n'avait pas encore appris tous les avantages du porte-caustique de Ducamp, tel qu'il venait de le perfectionner.

Ce qui m'excuse encore , sous ce rapport , aux yeux du lecteur, c'est que Ducamp lui-même n'en rapporte pas de nouveaux exemples dans la deuxième édition de son ouvrage : probablement parce que sa pratique ne lui avait pas fourni ces cas remarquables de brides susceptibles d'être extraites par son instrument. Il est aussi vrai de dire que du moment où les empreintes m'ont appris à ne plus douter de l'existence de ces bri-

---

(1) Cette réserve me fut inspirée par une découverte qui m'a été très-utile , puisqu'elle a beaucoup augmenté mon amour pour les anciens. Elle deviendra ainsi utile à tous ceux qui ont le désir d'aggrandir de tous leurs moyens le domaine de la science qu'ils cultivent.

des et à ne pas les confondre avec des escarrhes,
j ai pu les saisir presqu'à volonté, de manière
à annoncer leur extraction avant de retirer l'instrument de l'urètre. Dès-lors elles m'ont paru
de plus en plus fréquentes par la raison bien
simple que j'ai trouvé par-là le moyen de voir
moi-même un bien plus grand nombre d'escarrhes, d'en apprécier mieux la texture et les
différentes formes suivant que la cautérisation a
été pratiquée pour un simple engorgement chronique de la membrane muqueuse, ou pour une
bride, ou encore pour une excroissance, ou
carnosité comme le disait, avec tant de raison,
l'immortel Ambroise Paré. Si les nombreux
exemples de carnosités que mon ouvrage fera
connaître, ne suffisaient pas pour changer l'opinion de l'école actuelle, il me restera la ressource
de donner à ses professeurs la conviction de la
vérité par des opérations faites sous leur yeux.
Car, à quelle déception ne doit-on pas s'attendre, lorsqu'on sait que *Théodore* DUCAMP ne fut
pas plus que moi membre de la Faculté de médecine, ni de l'Académie ; que *Théodore* MAYERNE,
ayant été assez heureux pour soulager notre bon
Henri d'une difficulté d'uriner causée par un rétrécissement de l'urètre, avec un stilet de jonc,
pinguente scirpo, et l'usage prolongé des bougies,
fut dans la même année 1605, censuré par la Fa-

culté de médecine de Paris et déclaré indigne d'exercer la médecine, *propter temeritatem, impudentiam et ignorantiam.*

Ce qui, depuis Molière, nous a paru bien ridicule, serait bien encore dans les vœux de certaine congrégation. Voici un fait qui le prouvera en peu de mots.

Au mois de juillet dernier, deux jours après que Monseigneur le Dauphin eût reçu mon Mémoire sur les abus de l'hôpital Beaujon, je le fis distribuer aux habitans de mon quartier. Dirai-je que ce fût un médecin renommé qui osa assurer S. A. S. le prince de Talleyrand que j'avais eu grand tort de le faire imprimer! Que j'avais affaire à des *gens puissans* qui allaient demander ma destitution au Roi, mon éloignement de Paris, mon interdiction comme médecin. Oui! c'était M. A... qui osait ainsi proclamer l'ignominie de son confrère parce que celui-ci avait fait abnégation de soi-même pour le bien public!

Il fallut que M. A.. mît dans son discours bien de la persuasion, et l'air de la conviction, pour que S. A. S. le prince de Talleyrand s'y laissât prendre, et qu'il ait cru necessaire de me signaler mes ennemis en m'envoyant son secrétaire pour me préparer à parer leurs coups. « Quand on a sa conscience pour soi, on est bien fort, lui dis-je. J'ai placé toute ma confiance dans LE VER-

VERTUEUX DAUPHIN : il la mérite. Il a vu l'Espagne, que nous faut-il de plus ? Un roi qui sache faire exécuter ses sermens : n'avons-nous pas Charles X ? Je fis distribuer mon Mémoire aux membres de l'Académie, pour y être jugé avec connaissance de cause. Dès-lors je fus tranquille. Je continuai à recevoir chez le Roi les honneurs et les appointe-mens attachés à ma place, et j'attends patiemment le renvoi de M. de Corbière pour obtenir plus de justice d'un ministère qui ne sera pas le servile serviteur de la congrégation, qui donnera l'exemple de la religion du serment, et qui, comme moi, dégagé de toute restriction mentale, osera dire au Roi : Point de congrégation ! Pour ré-gner, renvoyons les jésuites ! Ils sont aussi op-posés à la Charte que vous avez jurée qu'à l'in-dépendance des trônes.

§ III.

M. le professeur Richerand dit que, de quel-qu'importance que puissent être les notions pa-thologiques relatives à la cause des rétrécissemens de l'urètre, il est plus important de détermi-ner quelle est la méthode préférable dans le traitement d'une maladie si fâcheuse. Il voudrait établir qu'en cette matière les progrès récens con-

sistent moins dans l'invention de moyens nouveaux, que dans l'application rationnelle des
moyens connus. En imputant à Desault d'avoir
mis à la mode les bougies et les sondes de gomme
élastique, il se hâte d'annoncer qu'on en décou-
vrit bientôt les graves inconvénens, qu'il ne rapporte qu'à la manière d'agir mécaniquement et
par une simple compression à la manière de
tous les corps dilatans, sans faire la part qui appartient si souvent à la mauvaise fabrication, et
surtout à la maladresse de la main inhabile qui
les dirige. Il généralise les mauvais effets de leur
séjour continuel dans l'urètre et dans la vessie;
dit qu'elles deviennent insupportables, causent
de la fièvre, le catarrhe vésical ou même la mort,
par la perforation des parois de la vessie, que
perce à la longue l'extrémité de la sonde la plus
obtuse, agissant toujours contre le même point
des parois d'une poche irritable et contractile. Il
n'est pas plus attentif à indiquer les moyens de
les rendre tolérables, ni de détruire la complication qui est si souvent la vraie cause de leur ineffi-
cacité. Cette méthode n'est donc pas préférable.

D'un autre côté, il a raison d'accorder la préférence aux bougies emplastiques, avec lesquelles
il est impossible de déchirer le canal au point de
former une fausse route, comme le professeur

Lallemand paraît s'en accuser avec ingénuité, quoique nous ne puissions pas supposer qu'il ait voulu introduire ces bougies sans les courber préalablement.

Mais combien M. le professeur Richerand n'expose-t-il pas ses élèves à faire des fausses routes, lorsqu'il leur recommande de donner aux parois de la sonde d'argent, beaucoup d'épaisseur, et d'y adapter un stylet assez gros pour donner à son bec plus de solidité, afin de surmonter les résistances qu'opposent les rétrécissemens de l'urètre, et d'employer, pour les franchir, un certain degré de force, quoiqu'il semble qu'on déchire un tissu d'une *certaine consistance*, tel que serait *celui du foie* ou de la rate. Nous pensons que ce serait s'exposer à une illusion fâcheuse, et à approfondir la fausse route qu'on aurait malheureusement commencée. Au reste, cet accident ne paraît pas intimider M. Richerand, puisqu'il approuve l'usage d'une sonde conique pour se frayer un passage plus facile à travers les callosités, au risque de percer la prostate, pourvu qu'on pénètre dans la vessie, même par une autre voie que son orifice. Il regarde cette manière d'agir comme moins grave que la ponction de la vessie, soit au-dessus, soit au-dessous du pubis. Néanmoins on peut affirmer qu'elle expose également à l'infiltration urineuse, et qu'elle ne remédie pas

e..

nieux à enlever les obstacles de l'urètre, puisque nous avons vu à l'hôpital de la Charité une pareille perforation, pratiquée par la main la plus habile, s'éloigner de l'urètre dans un trajet de trois à quatre pouces dont le centre en était à quatre lignes de distance; mais, à la vérité, le malade mourut neuf jours après.

M. le professeur Richerand ne nous paraît pas mériter plus de confiance lorsqu'il établit les propositions suivantes. « L'emploi des caustiques, celui des bougies emplastiques et médicamenteuses sont aujourd'hui absolument abandonnés par les chirurgiens *éclairés*. » Nous pensons qu'il eût mieux fait de dire : par des chirurgiens *qui veulent rester dans les ténèbres, malgré le progrès des lumières*, et les faits que nous produisons en faveur de l'opinion de cet Ambroise Paré, qui avait déjà porté si loin les progrès de la chirurgie. La désuétude dans laquelle tombèrent ses procédés (si ingénieux pour le tems où il vivait), ne s'expliquerait-elle pas par la comparaison de la funeste opposition que la méthode de Ducamp a rencontrée jusqu'à présent dans l'école de Paris, avec celle qu'a éprouvée la méthode de Paré de la part de ceux qui trouvèrent plus facile de le critiquer que de l'imiter. En effet, aucun des professeurs de notre école ne l'ont encore apprise ni confirmée par des succès ; toutefois qu'il me soit permis d'en excepter l'illustre Béclard, dont je me plairai toujours à proclamer les succès en temps et lieu, parce qu'il avait adopté la méthode de Ducamp, de bonne foi, et que sa probité bien connue méritait la confiance publique, comme ses savantes leçons lui valurent l'amour de ses élèves.

Malheureusement je ne puis en dire autant de M. le professeur Dupuytren. Ses essais dans la pratique de la méthode de Ducamp, n'ont pas été beaucoup plus heureux que les perfectionnemens que sa manie de tout changer lui a fait apporter dans une première modification du porte-caustique. Quand il eut appris que je commençais à répondre à la confiance de Ducamp, M. Dupuytren voulut aller plus vite en besogne que moi, et commanda un cylindre qu'il prétendait rendre plus parfait en le faisant percer dans toute sa circonférence d'une multitude de petits trous dans l'étendue de six lignes ! Cette disposition devait en effet procurer le GRAND AVANTAGE *de répandre le caustique également et en même temps sur* TOUTE LA CIRCONFÉRENCE *du canal,* inconvénient que l'inventeur *Ducamp s'était appliqué à éloigner autant que possible.* Entr'autres difficultés que le fabriquant de Ducamp trouva à exécuter cette singulière conception de M. Dupuytren, il y en trouva une à laquelle le professeur n'avait pas songé. Aussi faillit-elle faire perdre la vue au fabricant, lorsqu'il voulut remplir ce cylindre de nitrate d'argent fondu ! Dès-lors il refusa de compléter l'instrument; et le chef-d'œuvre de M. Dupuytren ne fut jamais achevé.

Cette défaite ne découragea pas M. D...., heureusement organisé de manière à ne compter pour rien les souffrances du malade, tant qu'elles peuvent illustrer le Chirurgien. Il fit confectionner une sonde d'argent percée comme autrefois à ses deux extrémités, et à travers laquelle il porte le cylindre de Ducamp, avec un stilet d'argent assez rude pour qu'il puisse l'enfoncer de force dans le rétrécissement, quand il est assez heureux pour ne pas faire une fausse route. Pour cela M. D.... a le soin de choisir les malades qu'il soumet à la cautérisation, et il a sans doute de bonnes raisons d'en agir ainsi.

Les élèves de M. D.... qui ordinairement écrivent pour faire l'apologie de leur maître, n'ont certainement pas exagéré sa science, quand ils ont osé soutenir dans un concours public que la cautérisation de l'urètre ne devait pas être pratiquée au-delà des pubis, comme si leur insuccès et leur peu de dextérité eussent dû servir de règle à ceux qui, ne tenant aucun compte de la vanité de M. D...., ne prennent pour guide

que les lois de leur conscience et l'intérêt de
l'humanité. C'est ainsi, par exemple, que nous
avons été porté successivement à cautériser dans
toutes les parties de l'urètre et même sur le col
de la vessie, et qu'il nous est déjà arrivé de faire
plus de cinq cents cautérisations au-delà de la
courbure de l'urètre, sans avoir perdu un seul
malade. Seulement DEUX SUR CENT ont eu des
accès de fièvre qui paraissaient résulter de l'irritation causée par le caustique. Ainsi, puisque
l'auteur du Traité complet de chirurgie affirme
que la plupart des obstacles au cours de l'urine
sont situés au-delà de la courbure de l'urètre;
que cette assertion vraie est d'ailleurs fortifiée
par le témoignage du plus grand nombre des
auteurs qui ont écrit sur cette matière en praticiens; et par la plupart des cures que j'ai faites
jusqu'à ce jour, ne suis-je pas en droit d'en conclure : 1.º que l'École de Paris persiste dans une
erreur funeste à l'humanité; 2.º que si M. D....
a regardé jusqu'à présent comme mauvaise, la
cautérisation au-delà de la courbure de l'urètre,
c'est qu'il n'a pas su l'y appliquer convenablement, ni aussi bien que moi; 3.º Enfin, que
M. le grand-maître de l'université a desservi
l'humanité souffrante, en ne jouissant pas de sa
prérogative pour m'accorder le droit de faire un
cours public, qui eût déjà fait tant de bien avant

la propagation de mon ouvrage. Ce refus est devenu pour moi un nouveau motif de réfuter par écrit les erreurs du professeur Lallemand.

ÉCOLE DE MONTPELLIER.

§ IV.

Comme M. Lallemand est le principal auteur Français qui ait écrit sur la méthode de Ducamp, nous commencerons par donner l'analyse de ses observations sur les maladies des organes génito-urinaires.

Après avoir reconnu avec tous les bons esprits que l'ouvrage de Ducamp avait été conçu sur un plan méthodique ; qu'il était écrit avec précision ; était plein de raisonnemens lumineux, de démonstrations presque mathématiques et de faits concluans ; il accuse avec raison des praticiens routiniers de s'être opposés à sa méthode sans examen ; et reproche à d'autres de l'avoir abandonnée après l'avoir adoptée avec confiance ; ensorte qu'elle est bien loin de jouir aujourd'hui de tout le succès que semblait lui promettre l'ouvrage séduisant dans lequel elle est exposée. Avant d'examiner jus-qu'à quel point ce jugement de M. Lallemand est fondé, examinons d'abord les droits qu'il s'est attribués si légèrement de vouloir, dès ses premiers pas dans la pratique d'une nouvelle méthode, réformer son inventeur, le critiquer indignement, lui supposer des absurdités, pour en établir lui-même d'autres sur d'illusoires prétentions! Ce jeune professeur prétend que LES CIRCONSTANCES lui ont permis de recueillir des observations décisives sur les importantes améliorations dont la méthode de Ducamp est susceptible! Et c'est la première fois qu'il se sert de ses instrumens avec gaucherie, et autant d'irréflexion que de présomption, qu'il les trouve mauvais, parce qu'il est maladroit à s'en servir! Mal instruit par cette première inconséquence, il leur associe des instrumens meurtriers en croyant faire les plus belles choses du monde? D'où peut donc provenir un pareil écart dans le début de sa carrière? C'est une chose d'autant plus importante à rechercher que M. L... est professeur de clinique, qu'il peut nuire plus qu'un autre à la société par les mauvais élèves qu'il fera de la meilleure foi du monde; car je proteste, à la face de l'Europe, que je ne doute pas de sa bonne foi; mais que je le crois dans une erreur grave, qu'il est de mon devoir de dissiper. Nous allons le suivre dans l'exposé des *faits qu'il a cru bien observer*.

Désigné par le testament du célèbre Ducamp « *comme parfaitement apte à le remplacer dans la*

*pratique et dans l'emploi journalier de ses instru-
mens,* » j'ai dû faire une étude particulière des
maladies des organes urinaires. Quoique j'eusse
déjà objecté à l'auteur lui-même (1) qu'il existait
des rétrécissemens de l'urètre que sa méthode
de traitement ne guérirait pas *seule,* je ne me suis
pas empressé, comme M. Lallemand, de faire
connaître qu'elle pouvait être modifiée. Le bon
sens me prescrivait de l'approfondir par des expériences multipliées avant de la critiquer, puisque je n'avais pas eu le temps de faire cette critique avec l'auteur lui-même, qui s'y serait soumis
de bonne grâce, si la maladie qui m'a ravi un
ami si cher, ne lui eût ôté les forces nécessaires
pour soutenir une pareille discussion. Ce que Ducamp n'a pas dit, il l'a approuvé par son silence.
En m'honorant de la confiance publique dont il
jouissait, il m'a constitué le défenseur d'une invention que l'amour de l'humanité lui inspira et
que le même sentiment me portera à perfectionner de tous mes moyens, si mon existence n'est
pas compromise par les jésuites qui s'efforcent
déjà à l'abréger !

Revenons à M. Lallemand. Nous allons le suivre
dans l'exposé des faits qu'il a cru bien observer.

Le sujet de la première observation, âgé de 31

---

(1) Voy. Histoire de la Cautérisation en France.

ans, avait eu une blennorrhagie qui ne cessa qu'au bout de QUELQUES MOIS, à la suite de laquelle il éprouva plusieurs rétentions d'urine pour lesquelles on se crut obligé de le sonder.... Après *4 ans de traitemens infructueux*, il fut sondé à Montpellier avec assez de facilité (1). On crut avoir amélioré beaucoup sa santé, parce qu'on lui avait ordonné beaucoup de préparations balsamiques, lavemens narcotiques, émolliens, un régime très-sévère, *lacté*, ainsi que *de fréquentes applications de sangsues, en petit nombre; mais tout à coup un simple écart de régime* détruisit toute l'apparence du bien ! « Le malade *dépérit de jour en » jour, perdit presqu'entièrement le sommeil,* n'urina » plus qu'avec la plus grande difficulté. »

« M. L. fut consulté par ce malade, vers la fin de 1823 : il le trouva d'une maigreur SQUELETTIQUE (2). Cependant, peu de temps auparavant, il faisait des projets de mariage, et son rétrécissement ne datait que de deux ans, puisqu'on avait pu le sonder alors *assez facilement*. M. L... trouva les urines sanguinolentes, fétides, *bourbeuses*, ne tombant souvent que goutte à goutte malgré les plus grands efforts. Le pourtour et *l'intérieur du*

---

(1) Il n'avait donc pas encore un bien grand rétrécissement.
(2) M. le Professeur est accoutumé à l'exagération.

rectum étaient garnis d'hémorrhoïdes volumi-
neuses. »

« Une sonde d'un petit calibre, *arrêtée au-delà
de la courbure du canal,* ne laissant aucun doute
sur l'existence d'un rétrécissement produit par
une ancienne blennorrhagie, on le regarda avec
raison comme la cause de tous les accidens.

« Je venais de lire l'ouvrage de Ducamp, ajoute
» M. L..., je proposai sa méthode, et il fut con-
» venu que je l'emploierais de concert avec le mé-
» decin ordinaire du malade. »

« A la première empreinte du rétrécissement,
» la sonde exploratrice de Ducamp s'arrêta à 7
pouces, sortit *toute déformée, applatie en forme de
massue,* FAISANT UN COUDE AVEC LA SONDE. » Cette
dernière circonstance n'arrive que lorsqu'on presse
trop fort ou trop long-temps, ou encore quelquefois lorsque la sonde exploratrice a été mal préparée. La volonté de faire beaucoup au lieu de
faire bien, emporta M. L... au-delà du mieux...
Il passa un mandrin dans la sonde pour lui donner plus de solidité ; mais il ne fut pas plus heureux.

Une troisième empreinte donna enfin une
pointe très-fine et très-courte, recourbée sur elle-
même. Le malade souffrit beaucoup et rendit du
sang. Le lendemain, vains efforts pour introduire
une bougie au moyen d'un conducteur à émi-

nence ; il en fut de même les jours suivans. Enfin, on revint à la sonde d'argent, qui s'arrêta comme la première fois. On introduisit l'indicateur dans le rectum ; le doigt reconnut près du bec de la sonde UNE DURETÉ QUI LUI PARUT DU VOLUME D'UNE NOISETTE, ET A UN POUCE ET DEMI PLUS LOIN, UNE TUMEUR DE LA GROSSEUR DU POING. Ce qui rappela à M. L.... les cas de rétrécissemens compliqués d'AFFECTION DE LA PROSTATE, si heureusement traités par Ducamp, ajoute-t-il. Et cependant il tente vainement, pendant plusieurs jours, de passer une sonde à travers l'obstacle, ou d'y faire pénétrer la tige d'un porte-caustique. Sans relire l'ouvrage de son maître, sans s'efforcer à se pénétrer de ses bonnes idées, il se décide à cautériser d'avant en arrière à l'aide d'une bougie armée d'un PETIT CÔNE de nitrate d'argent, conduite dans une canule de même nature.

Le malade souffrit peu pendant la cautérisation. Il rendit beaucoup de sang immédiatement après, ce qui prouve que dans les rétrécissemens disposés à saigner, il faut des instrumens plus doux que ceux d'argent. Le lendemain l'émission des urines devint plus douleureuse et plus difficile. Il fallut attendre HUIT JOURS pour prendre une nouvelle empreinte, qui n'apprit rien à M. L....., dont on ne saurait trop louer la franchise. Mais il ne nous dit pas comment il eût l'idée d'essayer alors la plus grosse sonde d'argent que les chirurgiens français aient employée jusqu'à présent. « A son grand étonnement, il passa, (ou crut passer), facilement à travers le rétrécissement ; MAIS IL FUT ARRÊTÉ A DEUX POUCES ENVIRON PLUS LOIN, au moment où IL CROYAIT ENTRER DANS LA VESSIE ? Il essaya sans succès des sondes d'argent et de gomme élastique DE TOUTES LES DIMENSIONS et DE TOUTES LES COURBURES ; il arriva toujours facilement au col de la vessie, sans pouvoir y pénétrer ! Quelle preuve plus grande du danger que la mode a apporté dans la courbure des sondes, et de l'ignorance où l'on est généralement sur l'histoire des véritables fausses routes, que la trop grande jeunesse de Ducamp a laissé imparfaite, mais que je ne tarderai pas à débrouiller.

La rétention d'urine devint complète (10 *sangsues ; demi-bains ; lavemens émolliens.*) Vingt-quatre heures après, la vessie devient saillante au-dessus du pubis, la langue sèche, la peau brûlante ; la transpiration urineuse ; le malade était en proie aux plus vives douleurs. Il fallait faire la ponction de la vessie ou pénétrer à travers la prostate (qui n'était pas malade), au risque de faire une fausse route (elle existait déjà) ! Le dernier moyen est seul préféré et employé sur le champ. Arrivé AU COL DE LA VESSIE avec une sonde conique dont le bec était dirigé par le doigt indicateur, introduit dans le rectum, M. Lallemand *pénétra avec si peu* de résistance, qu'il crût avoir suivi le canal de l'urètre (1). *La plus grande partie* de l'urine qui sortit d'abord *était transparente,* très-colorée, ammoniacale. Le lendemain on remplaça la sonde d'argent par une de gomme élastique; deux jours après par une plus grosse. Mais le huitième jour il se forma un phlegmon *au-devant du scrotum* (sur lequel on appliqua six sangsues, etc. M. L.... l'ouvrit sans aucun soulagement pour le malade ; la sonde devenue insupportable et se bouchant souvent par des caillots de sang, fut retirée, et l'on se borna à sonder 5 à 6 fois par jour. La fièvre fit de nouveaux progrès ; le dévoiement épuisa le malade, qui mourut douloureusement.

« Vessie assez vaste, à parois épaisses et inégales; derrière la prostate, deux pouces d'épaisseur dans quatre pouces d'étendue ; portion prostatique de l'urètre offrant la même altération et paraissant avoir QUATRE POUCES D'ÉTENDUE :

---

(1) Ici l'illusion était complète, la sonde avait parcouru facilement la fausse route, elle se trouvait entre le rectum et les parois de la vessie qu'elle n'eut pas de peine à perforer, (comme l'autopsie le prouve), c'est pourquoi elle donna issue à de l'urine.

vers le milieu de ce long canal et en haut, fausse route, produite par la sonde conique et entretenue par les sondes de gomme élastique, aboutissant à la vessie UN POUCE AU-DESSUS DE CETTE OUVERTURE ; prostate PARFAITEMENT SAINE, petite, ferme, mais *mobile et isolée de la vessie par un tissu cellulaire très - souple*. Derrière le bulbe de l'urètre, tumeur cancéreuse du volume d'une noisette, occupant la paroi inférieure du canal ; membrane muqueuse correspondante, *détruite par la cautérisation* (1), brunâtre et peu consistante dans le reste du canal. Abcès ouvert à trois pouces au devant de la tumeur, et une deuxième ouverture fistuleuse *à quelque distance du gland*. Le rein gauche parfaitement sain : le rein droit seul enflammé et en suppuration, suite naturelle de la rétention complète à laquelle on ne put pas remédier. »

Après avoir reconnu que le sujet de cette observation offre un cas extraordinaire, comment M. Lallemand se hâte-t-il d'en conclure qu'un fait de cette sorte ne peut donner lieu à aucune réflexion relative à l'usage de la sonde explora-

------

(1) Sans aucun doute, puisque l'auteur avoue à la fin de cette histoire que la tumeur de l'urètre n'avait point été entamée par la cautérisation.

trice dont il affecte (dans tout son livre), de changer le nom, comme s'il avait eu envie d'éclipser Ducamp. Pourquoi n'a-t-il pu se servir du conducteur à saillie ; du porte-caustique qui avait une action limitée sur un côté, et qui aurait pu être dirigé vers la paroi inférieure du canal où s'implantait en effet la petite tumeur située derrière le bulbe de l'urètre, cause première de toutes les souffrances du malade et des accidens produits par la sonde conique, et le séjour des autres sondes dans la fausse route qui perforait la vessie à un pouce de son orifice naturel ? Le lecteur malin dira peut-être *qu'il n'en savait rien.* Ne nous hâtons pas de décider une question aussi délicate... M. L. cherche en vain à se faire illusion sur la vraie cause de mort d'un malade de 31 ans, bien constitué deux ans auparavant. Quelques efforts qu'il fasse pour rassembler des auteurs assez mal assortis, afin d'appuyer son diagnostic par l'opinion d'auteurs célèbres, il ne pourra jamais dissuader ceux qui liront son texte avec un peu de savoir et beaucoup d'attention ;

1.° Qu'il fit une fausse route d'environ deux pouces, le jour où il crut, pour la première fois, entrer dans la vessie.

2.° Que le foyer purulent avait existé assez long-temps chez son malade, pour que son in-

f

térieur présentât une grande excavation remplie d'inégalités.

3.º Que l'engorgement inflammatoire des divers tissus qui ont dû être percés par la sonde d'argent, qui ont dû être irrités par le séjour des autres sondes, et les manœuvres multipliées que leur emploi a nécessitées pendant une quinzaine de jours, a bien pu donner à toutes ces parties l'aspect cancéreux ; mais qu'il est plus que probable que ce n'était-là qu'une simple infiltration purulente, comme on en rencontre assez souvent autour des plaies du col de la vessie à la suite de la lithotomie.

Ainsi il sera démontré, par la première observation de M. L..., que la méthode de Ducamp est susceptible de tromper l'espoir de ceux qui l'emploieront avant de l'avoir apprise ; parce qu'en effet elle est plus brillante en théorie que facile en application. Aussi doit-on savoir gré au jeune professeur de n'avoir pas eu l'intention de faire un *traité complet* des rétrécissemens de l'urètre, en ne réunissant que huit observations bien incomplètes. La seconde de ses observations offre un exemple de l'impuissance ou de la mauvaise volonté de M. L... de se servir du porte caustique de Ducamp. Elle fait craindre qu'il ait cautérisé de 5 à 6 pouces inutilement, parce qu'il ignorait alors que cette partie de l'u-

rètre est sujette à induire en erreur, comme l'é-
tabliront mes observations. Elle prouve encore
cette volonté de ne pas apprendre à se servir des
instrumens de l'inventeur pour leur substituer
une copie de la canule d'Ambroise Paré, beaucoup plus incommode et moins parfaite, quoique
très-enrichie d'ornemens aussi gênans qu'ils sont
dispendieux. Cette aversion pour les instrumens
de Ducamp est portée jusqu'à l'absurdité ; car
M. L... prétend que les bougies à ventre, imagi-
nées par Ducamp, n'auraient pas franchi la courbure de l'urètre..... Et il dit cela chez un malade
où une sonde cylindrique a enflammé le méat
urinaire plus de 24 heures. N'est-ce pas laisser
voir le bout de l'oreille et révéler le secret de
son ancien maître, qui s'efforce de ne rien faire
comme un autre. Toujours fidèle à la même
école, M. L.... complète son observation par
deux erreurs et un mensonge. Il ment à sa conscience quand il dit qu'il n'aurait pas pu cautériser avec l'instrument de Ducamp au -delà de la
courbure de l'urètre ; il erre quand il prétend
remplacer, par les cordes à boyaux, les dilatateurs de Ducamp. Il erre encore davantage quand
il prend une escarrhe pour une fausse route et
qu'il se croit si heureux à les guérir ; car rien,
dans son ouvrage, n'annonce qu'il connaît les

f..

véritables fausses routes, sur lesquelles personne ne me contestera le droit de l'éclairer.

TROISIÈME OBSERVATION.

Le sujet de la troisième observation de M. Lal-mand présentait l'exemple d'un rétrécissement de l'urètre, qui a cédé en effet à trois cautérisations, mais dont ce professeur est parvenu à faire une trop importante histoire pour que nous ne réunissions pas tous nos efforts pour la faire mieux apprécier dans l'intérêt de l'humanité et dans l'honneur de l'école d'où elle est partie. Ce malade, âgé d'environ trente ans, avait eu une blennorrhagie très-aiguë qui FUT TRAITÉE SANS SUC-CÈS PENDANT TROIS ANS, successivement par trois médecins, dans la conduite desquels on ne sait ce qu'on doit blâmer davantage de la persévérance qu'ils ont mise à continuer le même genre de moyens qui n'avaient pas réussi à leurs prédécesseurs, ou de leur opiniâtreté à envisager une blennorrhagie grave, comme ne réclamant pas l'usage des mercuriaux bien dirigés (1). Je ne

---

(1) Cette funeste erreur est cause que la maladie dure plus de trois, quatre, cinq, six mois, même une année entière ; énerve le corps jusqu'à produire la phthisie, lorsque des pustules ou des exostoses ne viennent pas dessiller les yeux des médecins avant l'épuisement total du malade.

crois pas qu'on puisse trouver parmi les médecins français un si grand exemple d'obstination à faire mal, contre tous les résultats de
l'expérience. Je ne crois pas non plus que l'on
puisse trouver un fait qui prouve mieux le
principe que je me fais un plaisir de proclamer
aujourd'hui : que PRESQUE TOUTES LES BLENNOR-
RHAGIES QUI DURENT PLUS DE 30 A 40 JOURS QUAND
ELLES SONT RAISONNABLEMENT TRAITÉES PAR LES BAINS
ET LES BOISSONS RAFRAÎCHISSANTES AIDÉS DU RÉGIME,
SONT SUSCEPTIBLES D'ENGENDRER TÔT OU TARD LES
SYMPTÔMES CONSÉCUTIFS DE LA VÉROLE. Car je soigne
encore, dans ce moment-ci, un exostose de l'apo-
physe zygomatique, une carie de l'os ethmoïde et
du maxillaire supérieur chez un homme de 60 ans,
qui n'eut jamais qu'une blennorrhagie, 39 ans auparavant. Ces symptômes ne sont pas équivoques
puisque déjà l'exostose a cédé aux frictions mercurielles , et que l'os ethmoïde s'est exfolié
avec avantage pour la fistule lacrymale qui était
venue s'ajouter à cette singulière maladie et qui
s'est trouvée GUÉRIE SPONTANÉMENT, *sans autre opération.* que la bienfaisante action du mercure en
frictions !

Un grand abus qui nous porte encore à signaler la troisième observation de M. L., c'est celui d'employer la sonde une heure et demie et
même pendant trois heures inutilement. Mais en
mettant de côté toute idée de charlatanisme, et

en examinant seulement les notions anatomiques et physiologiques, que peut-on trouver de plus ridicule qu'un cataplasme appliqué sur le ventre à la sortie d'un bain? Quoi de plus cruel que cette persévérance à employer une sonde d'une ligne et demie ou deux lignes, lorsque le canal n'a qu'une demi-ligne et quelquefois moins, tandis que l'art possède des moyens plus doux, plus sûrs et plus efficaces! Certainement, ce ne sont pas les cordes à boyaux que M. L... voudrait préconiser. La roideur qu'elles conservent, près de leur pointe, ainsi que celles de gomme élastique, les rendent toujours moins bonnes que *les bougies de cire de* Petit-Colin ou de tout autre.

Tout ce que M. L.... dit sur la seconde empreinte est erroné. Il ignore complètement qu'une escarrhe peut exiger plus de 4 jours pour sa séparation et surtout pour son expulsion de l'urètre. Qu'une empreinte bifurquée annonce presque toujours une escarrhe refoulée, quelquefois une bride, et très-rarement une fausse route. A plus forte raison ignore-t-il la forme du petit tubercule qui indique à peine l'ouverture du canal au-delà de la fausse route. Il a donc eu grand tort d'imputer à l'instrument de Ducamp, une fausse route qu'il n'avait point produite, parce qu'elle n'existait réellement pas chez son malade.

Tout ce qu'il a écrit sur ce prétendu accident est le fruit d'une imagination égarée qui entraîne l'auteur à chaque pas qu'il fait dans le domaine d'une science d'observations. Avec un peu plus de réflexion, il eût cherché à s'expliquer pourquoi le malade, ayant mieux uriné le jour de la première cautérisation, et le lendemain, il trouvait le canal fermé aux bougies qui l'avaient franchi les jours précédens. Il n'aurait pas fait tant d'essais infructueux avec toutes espèces de bougies et de sondes, avec ou sans mandrin. Il aurait fait uriner simplement son malade pour le cautériser ensuite avec les précautions qu'il apprendra dans la suite; ou bien encore il aurait différé la cautérisation d'un jour. Pour la pratiquer plus sûrement, il n'eût point abandonné l'instrument de Ducamp qui lui avait si bien réussi quatre jours auparavant.

De ce que le bec d'une sonde d'argent très-fine n'avait traversé le rétrécissement qu'après un mouvement de bascule, il est loin de s'imaginer que cette sonde vient de rouler une escarrhe, il préfère supposer qu'il vient d'échapper à une fausse route que poursuit son esprit égaré. Cependant pour constater une fausse route véritable (1), il eût fallu faire cheminer plus ou

____

(1) La définition de fausse route est devenue importante pour la cure des maladies de l'urètre.

moins longuement une sonde ou une bougie dans le faux canal. Car une simple déperdition de substance dans un des côtés de l'urètre, ne doit pas plus s'appeller une fausse route, que la dégradation partielle du mur d'une rue ne doit prendre le nom de cul-de-sac, ou d'impasse. Il eût donc fallu que M. le professeur eût fait pénétrer une sonde à une plus grande profondeur que le rétrécissement de l'urètre, et bien distingué qu'elle ne pouvait pas arriver dans la vessie par cette direction.

Poursuivant toujours son fantôme, comme Don Quichotte, il crut triompher mieux avec *une sonde porte-caustique*, qu'avec l'instrument de Ducamp. Il cautérisa *six lignes d'étendue :* après la chute d'une escarrhe fort large et fort épaisse, le malade urina mieux : mais l'empreinte suivante ne put pénétrer que trois lignes en deça du dernier point cautérisé : elle fut applatie vers sa pointe et déformée. Ignorant toujours que c'était l'indice de la présence d'une escarrhe, M. L.... essaya toujours en vain et avec la même opiniâtreté toute espèce de sonde. Le lendemain il revint à la charge avec une sonde armée de son mandrin. Ce ne fut qu'après avoir retiré ce dernier qu'il parvint à la faire pénétrer toujours avec une petite secousse. Il cautérisa une 3.ᵉ fois dans l'étendue de 6 lignes ; puis cinq jours après

(41)

il fit encore saigner le malade en employant à la
dilatation des sondes de gomme élastique, au lieu
de bougies de cire beaucoup plus douces pour
les malades. Enfin, après neuf jours d'une pré-
tendue convalescence, M. L...., *sur la simple résistance qu'éprouvait le bec d'une sonde très-peu
courbée, et sur l'apparence d'un jet inégal et sac-
cadé*, commit l'imprudence de cautériser les parois supérieures du rétrécissement sans prendre
d'empreinte, quoiqu'il n'y eût pas encore tou-
ché. *La douleur fut assez vive*, MAIS INSTANTANÉE.
Six jours de repos furent néanmoins nécessaires
avant de pouvoir recommencer la dilatation. Au
bout de 3 semaines l'écoulement blennorrhagique
persistait au même degré qu'avant le traitement.
C'en fut assez pour porter le professeur à un
autre acte de témérité. Il cautérisa, toujours sur
des présomptions, dans l'étendue d'un pouce du
col de la vessie à 7 pouces du méat urinaire, la
paroi inférieure du canal. La douleur fut très-
vive, accompagnée de fréquentes envies d'uriner,
de constriction de l'anus, de quelques gouttes
de sang. *Le 3ᵉ jour, chûte* DES ESCARRHES, retour
des douleurs et de l'écoulement. Quinze jours
après, même cautérisation, mêmes accidens.
L'auteur aurait bien fait de donner l'état du malade au moment où il a imprimé son mémoire,
au lieu d'y accumuler les sottises qu'il y réunit sur

(42)

le précieux instrument de Ducamp ; sur la disso-
lution du nitrate d'argent, dans son prétendu
cul-de-sac , dans lequel il le fait *descendre par
son propre poids,* puis *remonter à l'ouverture du
rétrécissement.* Il finit par prétendre, sans rime ni
raison , que l'instrument, de Ducamp ne peut
pas être appliqué dans la courbure de l'urètre,
ni au–delà. Que répondre à un pareil langage, si
ce n'est que Ducamp et Nicod ne se sont servi
que de cet instrument jusqu'au col de la vessie,
sur plus de cent malades ; et qu'il n'y a rien de
moins réel que la fausse route de M. Lallemand.

QUATRIÈME OBSERVATION.

La quatrième observation fait remarquer une
erreur encore plus grossière de M. le professeur
L..... Elle renferme presqu'autant de fausses
suppositions que de phrases. La même légèreté
le porte à faire des cautérisations de six lignes
d'étendue au lieu d'apprendre à en faire de 2 ,
de 3 ou de 4 avec le même succès que Ducamp ,
le fondateur de la meilleure méthode. Aussi dans
le cas qui nous occupe, M. L. a-t-il reconnu qu'il
faisait fondre son caustique au delà du rétrecissement où il excitait des douleurs extraordinaires.
Plus loin il parle d un dilatateur à ventre dont la
pointe alongée était très souple, circonstance qui
fait présumer que l'instrument dont il parle, était

fabriqué en gomme élastique au lieu de l'être en cire, comme Ducamp les a conseillés. Ces bougies à ventre (dont on a fait diverses contrefaçons) ne sont parfaitement faites que chez Petit-Colin, rue de Cléry n.° 78, à Paris. Je défie M. L... de faire une fausse route avec un instrument de cette fabrique. Comment a-t-il la mauvaise foi d'accuser Ducamp de ce qu'il ne devrait rapporter qu'à sa maladresse. S'il a eu la sottise de vouloir introduire un instrument droit dans un canal courbe, on n'a plus rien à lui objecter : si ce n'est qu'il faut avoir appris avant d'enseigner.

Quoiqu'il eût pu écorcher un peu l'urètre avec un dilatateur à ventre en *gomme élastique*, il est encore possible que la sonde exploratrice ait été divisée par une escarrhe en partie détachée, et en partie adhérente, ou encore par une bride. Si la fausse route existait réellement, elle doit être attribuée à l'inexpérience.

C'est à la même cause qu'on doit rapporter l'erreur qui lui fait dire : « *Que le canal saignant au moindre contact,* le nitrate d'argent eût été dissous par le sang dans l'instrument de Ducamp, avant d'être sorti de la canule de l'instrument. »

La dernière phrase de cette observation prouve qne M. le Professeur ignore encore qu'il faut, avant d'introduire une bougie à ventre de Ducamp, la courber convenablement. *Finis coronat opus.*

CINQUIÈME OBSERVATION.

La cinquième observation fournit une nouvelle preuve de l'impuissance des préparations mercurielles mal administrées contre les symptômes primitifs de la vérole. Elle prouve que le virus vénérien , mal détruit dans le traitement des bubons , peut se porter sur la membrane de l'urètre , comme il se porte assez souvent en pareil cas , sur la membrane muqueuse du pharynx , ou sur la peau elle-même. Cette observation prouve aussi l'absurdité du médecin qui traita avec opiniâtreté une blennorrhagie de cette espèce avec des *injections astringentes*. Ces dernières rendirent l'émission des urines très-douloureuse et très-difficile : les testicules s'enflammèrent, l'écoulement se supprima , puis reparut pour ne plus cesser, résista à divers traitemens, s'exaspéra souvent pour la moindre cause,

Cette dernière circonstance eût dû faire reconnaître aux auteurs de ces traitemens une vérité que je ne cesserai de répéter tant que je ne verrai pas diminuer le grand nombre des victimes de la routine qui porte certains chirurgiens et médecins à traiter les maladies primitives des organes de la génération au moyen du mercure introduit par l'estomac.

LE PLUS GRAND NOMBRE DES MALADIES VÉNÉRIEN-

(45)

nes qui ont résisté au traitement qu'on leur a opposé, d'une manière méthodique, se compose de celles dont le premier traitement a été fait par la bouche : tandis qu'il est rare de trouver des maladies vénériennes compliquées, chez les malades qui furent traités régulièrement par les frictions mercurielles, 20 a 30 ans auparavant !

Le rétrécissement de l'urètre qui résulta d'une si malheureuse pratique fut combattu pendant dix-huit mois par les bougies de corde à boyaux ; il fit ensuite des progrès, fut suivi de rétention d'urine, d'abcès urineux, et celui-ci de fistules urinaires, pour lesquelles le malade entra à l'hôpital St.-Eloi de Montpellier le 23 mars 1821. M. L... tenta en vain toutes espèces de sondes ; employa des bougies de corde à boyaux pendant trente-six jours : M. Delpech parvint au bout de 4 jours à introduire dans la vessie une sonde métallique très-fine, qu'il remplaça *quelques jours après,* par une sonde de gomme élastique, et celle-ci par d'autres progressivement plus grosses. Le 20.ᵉ jour de ce traitement, il se manifesta tout-à-coup une violente inflammation qui se termina par gangrène, détruisit le scrotum, quoiqu'on eût eu le soin de retirer la sonde, dès le debut des accidens. Cependant le malade survécut ; la sonde fut de nouveau maintenue dans le canal, les fistules se fermèrent

et le malade sortit vers la fin du mois d'août.
M. D. lui conseilla de porter encore la sonde pendant deux mois d'une manière à peu près con-
tinue.

La première fois que le malade retira la sonde,
il ne put uriner : le lendemain il rendit ses urines
continuellement goutte à goutte. Il en fut de
même, à diverses époques, des différentes tentatives qu'il fit pour se passer de sondes ; ce
malheur lui fit prendre le parti de la garder
constamment dans la vessie *pendant trois ans*. Il
n'eut donc pas de peine à se soumettre à la nouvelle méthode de traitement que lui proposa
M. L....., qui, pour la première fois, a su en
tirer un assez bon parti. Il laisse cependant toujours à désirer, dans l'exposé des faits, cette
précision mathématique dont un professeur ne
devrait pas se dispenser.

Lorsqu'il parle d'une empreinte très-grosse, il
n'en indique pas le diamètre, non plus que de
sa sonde caustique, qu'il porte dans tous les
points du canal à un calibre qui ne peut pas lui
permettre d'en préciser l'action, comme on peut
le faire avec le gros porte-caustique de Ducamp.
Cette manière d'agir l'engage à cautériser, ou
des points qui n'auraient pas besoin d'être cautérisés, ou d'autres qu'il vaudrait mieux ne cautériser que plus tard vers la fin du traitement.

Gar dans le cas qui nous occupe (comme dans tous les analogues), il est important de commencer par détruire le rétrécissement que l'on présume avoir causé les principaux accidens, que de frapper alternativement sur l'un ou sur l'autre. Il est bon de savoir que malgré toutes les précautions que l'on doive prendre pour empêcher le caustique de parcourir d'autres points, que celui sur lequel on l'applique, il arrive encore trop souvent que le caustique, qui n'a point été entièrement combiné sur place, soit transporté par les humidités et la contraction du canal jusqu'au méat urinaire où on le remarque quelquefois. (*Voyez* Recueil d'obs. en preuve de la méthode de Ducamp ; Paris, 1825). Cet accident pouvant contribuer à amender l'état des rétrécissemens qui seraient dans la longueur de la verge, il est donc raisonnable de faire courir au malade cette chance heureuse, et de remplir ce devoir imposé par l'auteur de la nouvelle méthode, de détruire les rétrécissemens avec le moins de caustique possible.

Ainsi, M. le professeur L..... a fait une chose téméraire, lorsqu'après avoir cautérisé, *la première fois surtout,* dans l'étendue de *six lignes,* (de 7 pouces un quart à 7 pouces trois quarts) la partie supérieure du canal. « Il s'est décidé à cautériser la paroi inférieure *un peu moins pro-*

fondement, PARCE QUE LA CONSTRICTION, PRODUITE PAR LA PREMIÈRE CAUTÉRISATION, EMPÊCHA SA SONDE DE PÉNÉTRER DANS LA PARTIE LA PLUS ÉTROITE DU RÉTRÉCISSEMENT ». Il en fut à peu près de même lors des cinquième et sixième cautérisations ; après la septième et la huitième, aussi celle-ci fût-elle suivie « D'UNE EMPREINTE BEAUCOUP PLUS PETITE QUE LA PREMIÈRE FOIS ET AVEC MOINS DE FA-CILITÉ ». M. L..... se faisant illusion sur la vraie cause de ce phénomène, qui, selon mon expérience, dépend de l'excès d'inflammation, M. L....., dis-je, préfère le rapporter à une prodigieuse force *des parois du canal abandonnées à elles-mêmes,* après trois ans de distension forcée, que de l'imputer à la trop grande irritabilité causée par les deux cautérisations accumulées au même instant dans l'étendue d'un pouce. Cependant il est obligé d'attendre 9 à 10 jours pour voir calmer les accidens inflammatoires.

Une chose plus digne de remarque dans cette observation, c'est que l'auteur a cautérisé dans le col de la vessie, sans s'en douter. Je m'empresserai d'autant plus à proclamer ce fait que le succès a été positif ; et que moi-même j'ai pratiqué sciemment plusieurs fois la même opération avant lui, et avec un succès constant jusqu'à présent.

Je me réunirai encore avec plaisir à ce zélé

professeur, pour faire ressortir le contraste remarquable qui existe entre les effets de la dilatation et ceux de la cautérisation. Dix-huit mois de
traitement, par les bougies de corde à boyaux,
ne servent qu'à augmenter les progrès du rétrécissement, donnent lieu à une rétention qui entraîne à sa suite des fistules urinaires au périnée ; celles-ci, traitées par des sondes a demeure,
déterminent bientôt une inflammation si violente
qu'elle se termine par la gangrène d'une grande
partie du scrotum, malgré les soins du plus *célèbre* praticien. La pression prolongée du col de
la vessie par les sondes est suivie d'une paralysie
incomplète de cette partie, dont on ne s'apper-
çoit que par l'incontinence d'urine, qui suit immédiatement l'instant où l'on croit le malade
guéri au point de pouvoir se passer de la sonde.
D'un autre côté, un traitement de deux mois par
la cautérisation procure une guérison des plus
satisfaisantes.

Il est malheureux que M. le Professeur ait terni
l'éclat de cette observation en n'y nommant Ducamp, que pour dire, au détriment de cet auteur, une absurdité à laquelle il ne peut pas
croire. « Il eût été *probablement* impossible de détruire avec le porte-caustique de Ducamp un
rétrécissement qui s'étendait au-delà de huit
pouces ». Assertion fausse, parce que l'instru-

ment de Ducamp s'adapte à toutes les courbures de l'urètre ; que l'on peut donner à sa canule toute la longueur désirable, et qu'en dernière preuve j'en rapporterai tous les cas où je l'ai employé, depuis la mort de l'auteur, de 8 à 9 pouces et particulièrement au col de la vessie (*Voy.* Recueil d'observations sur la cautérisation de l'urètre, par P. L. A. Nicod, 1825).

M. Lallemand se trompe encore lorsqu'il veut établir un parallèle entre un abcès simple du périnée *sans crevasse de l'urètre,* avec celui de sa première observation, où il avait *évidemment percé l'urètre avec sa sonde,* tandis qu'il avait cru pénétrer jusqu'à la vessie.

La dysurie de l'*employé,* dont il parle à cette occasion, aiguë de sa nature, aurait probablement pu être surmontée par la sonde. On eut tort de commencer le traitement par les bougies de corde à boyaux, dont le séjour exigé pour leur gonflement devint nuisible, et plus encore la sonde que le malade ne put supporter que vingt-quatre heures ; ce qui étonna si fort M. L. l. qu'il crût que le malade exagérait beaucoup les inconvéniens de la sonde. Mais ici le malade eut raison sur le professeur, le troisième jour il se forma un abcès au périnée. On l'ouvrit le septième jour : il guérit facilement. C'est assez prouver l'innocuité de cette maladie, son peu d'importance et son peu d'analogie avec celle à laquelle M. L..... s'est plu à la comparer, ainsi qu'à regarder son malade comme entièrement guéri. Néanmoins j'ai de fortes raisons de craindre des récidives......

SIXIÈME OBSERVATION.

Une bonne remarque à faire sur le sujet de cette observation, c'est que *seize* frictions mercurielles guérirent presque parfaitement une blennorrhagie virulente qui avait *duré un an*. Il est très-probable que mettant plus d'importance qu'on en met généralement dans le traitement de la première maladie vénérienne qui affecte un individu quelconque, on diminuerait de beaucoup ce fléau de l'espèce humaine, puisque ce malade passa 14 ans sans éprouver aucun accident. Quelques frictions de plus l'eussent rendu parfaitement sain.

En 1807, un chancre vénérien et un bubon furent aussi heureusement traités par 18 frictions mercurielles; mais le médecin qui le soigna si bien, eut la malheureuse idée de lui faire introduire dans l'urètre une bougie de plomb, plutôt que d'attendre la convalescence pour tenter un pareil moyen qui serait peut-être devenu inutile; car il devait plutôt attirer et fixer le principe morbifique sur la membrane du canal que de détruire celui qui y existait à peine.

Ce ne fut néanmoins que 17 ans après, qu'à la suite d'une fête, une rétention d'urine, pour laquelle on employa inutilement la sonde, se manifesta. Douze sangsues au périnée et un bain rétablirent le cours des urines, qui néanmoins furent DÈS LORS *plus épaisses et troubles, et coulèrent involontairement.*

Ces symptômes rapprochés de douleurs sourdes et vagues, quelquefois aiguës et gravatives dans la région des reins, indiquent assez clairement que l'inflammation de la vessie se propagea au rein par le mauvais effet de la rétention d'urine. D'où il serait bon de faire remarquer que toutes les fois qu'une rétention d'urine est due à une inflammation aiguë de l'urètre ou du col de la vessie, on doit se hâter de faire une saignée entre l'anus et le scrotum avant de recourir à la saignée généralé, si toutefois celle-ci était nécessitée par la forte constitution de l'individu ou le tempérament sanguin.

Afin de ne pas perdre de vue notre but le plus utile et le plus direct au perfectionnement que nous devons apporter à la cautérisation de l'urètre, d'après la méthode de Ducamp, nous ferons remarquer : 1.º que le 9 avril 1824, M. L... recommença à se servir de l'instrument de Ducamp avec bien peu de succès, puisqu'il eût la témérité de le démonter pour n'introduire que la tige qui porte le cylindre rempli de nitrate d'argent; 2.° que la manière dont il mesure le rétrécissement dans une partie contractile, comme l'entrée de l'urètre, est très-défectueuse, susceptible d'erreurs graves, puisqu'elle peut porter à cautériser mal à propos.

3.° Que si les cinq premières cautérisations n'avaient agi que sur l'ouverture du rétrécissement, il aurait dû ne pas les multiplier autant et aussi inutilement. Il eut tort d'attribuer la difficulté qu'éprouvait la tige du porte-caustique à pénétrer dans le canal, *à ce que celui-ci était inégal et sinueux;* parce que ce *cylindre* n'a qu'une ligne de diamètre, qu'il était possible de rendre le canal plus droit avec une bougie employée momentanément, et surtout en tenant mieux la partie sur laquelle il opérait.

Il était donc inutile de faire confectionner pour ces cas là une sonde particulière; le petit porte-caustique de Ducamp pouvait lui suffire, comme je l'ai expérimenté bien des fois, sans me servir de boule à éminence particulière.

Il est probable que M. L... a été induit en erreur sur le rétrécissement situé à 3 pouces et sur celui situé à cinq pouces du méat, parce que personne, jusqu'à présent, n'a connu que ces

DEUX PARTIES DE L'URÈTRE SONT ORGANISÉES DE MA-NIÉRE A JOUIR D'UNE CONTRACTILITÉ BIEN EXTRAORDI-NAIRE ; vérité que mon Recueil d'observations fera connaître, dans tous ses details importans, parce que cette publication devient aujourd'hui de la plus grande importance, pour empêcher que la méthode de Ducamp soit aussi nuisible qu'utile parmi le grand nombre des praticiens qui s'y livreront dans la suite. Aussi je leur conseillerai de ne pas se fier à M. L..., lorsqu'il dit que la dixième cautérisation qu'il pratiqua avec sa sonde n.° 6, *de 8 à 14 lignes* du méat urinaire, NE CAUSA POINT DE DOULEUR. Il n'est pas de cautérisation qui exige moins de caustique et plus de précautions que celles du bout de la verge. La preuve que M. L. est accoutumé à l'hyperbole, c'est qu'il ajoute sérieusement que le même soir le malade *avait uriné pendant une demi-heure presque sans s'arrêter*, et avait rempli UN TIERS de son vase de nuit (1).

Après avoir prétendu, avec certains profes-seurs de l'école de Paris, que le porte-caustique

---

(1) Un homme bien constitué rendrait un litre d'urine en une minute, si sa vessie avait pu la garder assez long-temps. Si le malade de M. L.. eût eu réellement un jet naturel, ou un gros jet, il eût rendu effectivement trente litres d'urine au lieu du TIERS de son pot de nuit !

de Ducamp ne pouvait être appliqué dans la courbure de l'urètre et au-delà, M. le professeur de Montpellier n'a-t-il pas manqué de bon sens, lorsqu'il a cautérisé à 6 pouces 6 lignes avec une canule métallique DROITE; puisque la cautérisatiou a été suivie d'accidens épouvantables pour lui comme pour le malade? Sur le point de pratiquer la ponction de la vessie, il tenta le cathétérisme avec une sonde n.° 2. Celle-ci parvint dans la vessie, à son grand étonnement. Mais s'il fut adroit à saisir avec empressement une obligeante erreur de son malade, il n'aura pas le même bonheur aux yeux de ceux qui liront avec attention la description qu'il fait de cet épisode alarmant. (*Voyez* pag. 73 du Mémoire). Au résumé, M. L.... convient qu'il est difficile de le suivre dans tous ses détails; il ne laisse pas ignorer au lecteur qu'il en est fatiguant; mais il laisse à désirer qu'il ne porte pas ceux qui le liront trop légèrement à l'imiter dans tous ses égaremens: 1.° dans l'abus des cautérisations à l'entrée de l'urètre; 2.° dans le mauvais choix de ses sondes exploratrices qui l'expose à multiplier des rétrécissemens chimériques; 3.° dans la témérité de cautériser, dans l'étendue d'un pouce, l'urètre et le col de la vessie sans s'en douter, ou du moins sans en convenir; 4.° dans la manie de trop faire pour se ménager le triste avantage de remédier à des maux qu'il aurait pu prévenir ; car lorsqu'il aura profité de nos conseils , il retranchera un grand nombre de cautérisations pour guérir une maladie pareille, et il aura surtout la prudence de n'en plus faire d'un pouce d'étendue, là où je lui apprendrai qu'une de 3 lignes doit suffire. Il reconnaîtra que le morceau de cire que le malade voulut bien *supposer*, NE SORTIT JAMAIS DU CANAL, par la raison qu'il n'y était pas. La cautérisation avait été imprudemment faite, parce qu'on n'avait pas employé de sonde exploratrice. Elle irrita extraordinairement, parce que (comme je le démontrerai à M. L.., d'après son texte) elle fut pratiquée sur un endroit sain. L'illusion du morceau de cire vint probablement du roulement d'une escarrhe sous la sonde, ou bien de ce que cette sonde ne fit que refouler dans la vessie quelque partie de *ces espèces de grumeaux de chair bien distincts des escarrhes par leur couleur rouge et leurs formes vermiculaires,* et qui se trouvaient dans les yeux de toutes les sondes qu'on retirait de la vessie.

Mais de quel écart d'imagination M. L... n'est-il pas susceptible, puisque, après avoir pu pénétrer dans la vessie avec une sonde, *à diverses reprises dans l'espace de six semaines,* il croit qu'une

énorme quantité *de grumeaux de chair bien distincts des escarrhes par leur couleur rouge et leur
forme vermiculaire*, vient de se détacher de la
surface de la membrane muqueuse de la portion
du canal, située entre la vessie et le dernier rétrécissement; quoiqu'il en soit sorti de pareils
des yeux de la sonde chaque fois qu'on la retirait de la vessie? Comment son bon sens ne lui
a-t-il pas fait penser que, puisque ces espèces de
carnosités étaient bien évidemment de véritables
carnosités, comme le croyaient avec raison les
anciens, comment n'a-t-il pas pensé, dis-je, que
la membrane de l'urètre et de la vessie, comme
celle du nez, peut être affectée de polypes vésiculeux qui ordinairement se moulent sur la
forme des cavités qui leur donnent naissance.
Dans notre opinion c'est pourtant la deuxième
fois que M. L... les observe.

Une faute grave dans la fausse application de
la méthode de Ducamp, c'est de placer à huit
pouces du méat un dernier rétrécissement, sans
s'apercevoir qu'on opère sur le col de la vessie,
ni pendant la cautérisation, ni après. Les vives
douleurs, les fréquentes envies d'uriner, le sang
mêlé aux urines ne sont pas, aux yeux de l'auteur que nous critiquons, les effets de son im-
prudente main, il préfère accuser la sonde qui,
deux jours après son opération, lui prête un

puissant secours, mais que l'acuité d'une inflammation, toujours croissante, rend insuffisante le lendemain. Une violente dysurie nécessite enfin les *bains*, les lavemens et les boissons adoucissantes. Deux jours de repos paraissent déja trop longs à l'intrépide chirurgien, qui ne se doute pas qu'il a déja trop cautérisé; il s'irrite de la résistance qu'une sonde, n.° 10, rencontre à 7 pouces et demi; il cautérise et en haut èt en bas ÉGALEMENT, sans prendre une nouvelle empreinte.

Tant de preuves de témérité, dans un professeur d'une école instituée par Lapeyronie, ne persuaderont-elles pas un jour à nos législateurs qu'ils ne sauraient trop multiplier les professeurs en chirurgie ; puisqu'il est aujourd'hui bien avéré que c'est à la chirurgie qu'appartient l'avantage d'éclairer l'histoire des maladies internes. Oui, il conviendra de multiplier les écoles de chirurgie et d'y donner les places au concours ; parce que l'émulation qui en résultera multipliera dans nos départemens les bienfaits dont jouit depuis si long-temps celui de Lyon. En multipliant ainsi successivement les centres d'instruction, la masse des médecins en deviendra plus instruite, et l'on pourra bientôt supprimer cette classe barbarement qualifiée du nom *d'Officiers de santé*, puisque jusqu'ici cette institution a été dirigée de manière à en faire plutôt des officiers de mort. A Dieu ne plaise que ma plume fasse injure à tous ceux à qui la fortune n'a pas permis d'acquérir le titre de docteur, quoiqu'ils en aient réellement les connaissances ! Une pareille offense est éloignée de ma pensée, car elle ne s'élève que contre les abus.

Je fais des vœux pour qu'on diminue les frais de réception en raison des ressources des localités... Comme dans une monarchie constitutionnelle tous les hommes sont égaux devant la loi et paient également les charges de l'État, il sera juste que les habitans des départemens éloignés des grandes capitales, ne soient pas plus mal traités par leurs médecins, que ceux qui le sont par les professeurs des écoles. Que ceux-ci soient obligés, au bout de six ans, de subir un nouveau concours pour rester en place, et bientôt on les verra passer d'une faculté dans l'autre ; de celle-ci dans les chef-lieux de départemens, ou dans les campagnes agréables où le le riche et le pauvre y trouveront également leur avantage.

SEPTIÈME OBSERVATION.

Dans l'opinion même de M. Lallemand, cette observation ressemble à la précédente sous tant de rapports, que pour éviter des détails fastidieux je m'appliquerai à en tracer le résumé exact succinctement.

Grand étalage de grands mots vides de sens, dans son titre. Supposition fausse de la suppuration de la vessie et surtout de la prostate, qu'il confond avec la maladie des vésicules séminales. Supposition fausse d'un rétrécissement qu'il crée par des cautérisations imprudentes. Il oublie que les escarrhes multipliées par ses trop fréquentes et trop nombreuses cautérisations peuvent séjourner dans le canal malgré le cours des urines; il confond ces escarrhes, roulant sous le bec d'une sonde d'argent, avec des *callosités très-rapprochées les unes des autres, de 7 pouces jusqu'au col de la vessie.* Cette même sonde (cause de tant d'erreurs), après avoir changé VINGT FOIS DE DIRECTION (dans l'étendue d'un pouce), arrive au col de la vessie, mais elle ne peut le franchir. Après avoir ainsi sollicité sa forte contraction, on le trouve très-étroit, irrégulier et même CARTILAGINEUX, au dire de M. L..., qui se complaît à rouler sur lui le bec de sa maudite sonde.

Ce n'est pas tout, la prostate paraît, *contre*

l'ordinaire, plus petite, plus molle et surtout PLUS APLATIE que dans l'état sain : il s'écoule par la sonde une matière brunâtre (résultat du mélange 1.º DU SANG *produit par les frottemens ; de* LA LIQUEUR SÉMINALE , *exprimée de ses réservoirs par les diverses pressions qui ont dû avoir lieu au milieu de tant de tentatives infructueuses*); mais M. L..., sans doute, pour rendre cette matière plus intéressante la compare à du chocolat au lait , et celle qui sort après la sonde à de la crême. D'où il conclut, sans hésiter, que la prostate a été FONDUE par la suppuration.

Douter de sa bonne foi , serait lui faire injure ; je proteste de nouveau que ce ne fut jamais mon intention ; mais laisser subsister et propager ses erreurs, ne serait-ce pas se rendre criminel? C'est cette conviction qui me porte à déclarer qu'il faut être doué de bien peu de jugement et en même temps bien téméraire pour agir avec la légèreté indiquée pages 108 et 109. Il se trompe grossièrement page 110, en prétendant que le porte-caustique de Ducamp n'eût pu atteindre le col de la vessie, parce que Ducamp et Nicod l'ont souvent exécuté ainsi ; et que ce dernier, surtout, ne se sert pas d'un autre instrument près du col de la vessie, à plus forte raison *dans cette partie*, lorsque des excroissances y prennent leurs implantations.

HUITIÈME OBSERVATION.

La première remarque importante que présente à l'esprit cette observation est le peu d'efficacité de la sonde à *double courant* contre les douleurs aiguës de la vessie, puisqu'elle détermina des spasmes violens du col de ce viscère et trois jours de fièvre, chaque fois qu'on en réitéra l'introduction. Quoique non-seulement la vessie fût excessivement enflammée, mais encore l'urètre, M. L..., au lieu d'employer une bougie emplastique douce, voulut se servir d'une sonde de gomme élastique et faire sept à huit tentatives avant d'arriver au col de la vessie, qu'il trouva fermé de manière qu'il crut le refouler en dedans, phénomène que personne n'a imaginé possible que M. Lallemand. Il eut assez de persévérance pour employer un quart d'heure à comprimer une partie déjà trop contractée (1), et assez d'imagination pour croire que la vessie avait attiré la sonde par un mouvement DE SUCCION. Il cauté-

______

(1) Il est même très-vraisemblable que s'il eût donné au canal une ou deux minutes de repos, il eût franchi sans douleur ce qu'il ne pût faire qu'après les plus vives souffrances. Plusieurs exemples nous permettent de penser ainsi, et de conseiller dans ces cas là une bougie emplastique d'une ligne et demie à deux lignes de diametre qu'il suffirait de laisser séjourner 5 à 10 minutes pour mettre le malade à même de vider sa vessie.

risa le col de la vessie sans s'en douter, d'après les fréquentes envies d'uriner qui tourmentèrent le malade pendant 5 à 6 heures et qui firent rendre bien peu d'urine mêlée de sang. On lui reprochera toujours avec raison de ne pas se servir de la sonde exploratrice de Ducamp avant de cautériser ; et d'avoir la témérité d'explorer simplement avec le bec d'un instrument d'argent qui porte en même temps le caustique au hazard.

Encore un mot sur les réflexions de M. Lallemand.

Ses réflexions sur les rétrécissemens organiques de l'urètre, les indurations, les adhérences, les cicatrices, les brides de ce canal, la sensibilité des rétrécissemens, leur ancienneté, leurs formes, leur longueur, leur siége et surtout leur nombre sont autant de preuves de son inexpérience, de son inconséquence, et de son penchant irrésistible pour les discussions vagues sur des sujets qu'il n'a pu approfondir, et sur lesquels pourtant il montre toujours plus de prétention à servir de modèle, que de cet esprit judicieux si nécessaire à un professeur. Mais puisqu'il faudrait faire imprimer plusieurs volumes pour commenter toutes les opinions erronées et redresser tous les torts de M. le professeur de Montpellier, nous nous bornerons, quant à présent, à faire des vœux

pour qu'il sache mettre à profit les conseils de
l'expérience en rendant à César ce qui appartient
à César, et à Ducamp l'honneur qui lui est dû !

***

ÉCOLE DE STRASBOURG.

§ V.

Sans courir après cette grande célébrité qui
s'accroît toujours par le combat entre deux ri-
vales, la Faculté de Strasbourg n'a pas commencé,
comme celle de Paris, par blâmer ce qu'il y avait
de bien dans la méthode de Ducamp. Elle en observe attentivement les effets, et attend pour la
juger qu'une autre main que celle de l'inventeur
ait prouvé que tout opérateur habile et instruit
en médecine peut en tirer un grand avantage
contre des maladies qui font souvent le désespoir
des malades, et plus encore la honte des médecins. Elle abandonne aux Facultés de Montpellier
et de Paris la gloire de se disputer le soin d'em-
brouiller la science par des ouvrages polémiques
qui en arrêtent les progrès au lieu de les avancer
vers la perfection que la barbarie leur avait en
partie ravie. Plus sage dans ses conceptions, la
Faculté de Strasbourg, étrangère d'ailleurs aux
intrigues qui occupent les plus grandes villes, ne

s'occupe qu'à confirmer les bons principes, les propager dans des thèses soutenues en public avec une érudition exempte de cette vénale partialité qui règne encore dans celle de Paris.

Lors de la réception du docteur Dabos, en 1823, et de plusieurs autres docteurs de la Faculté de Paris, M. le professeur Dupuytren défendit aux candidats de NOMMER dans leurs thèses, ainsi que dans leurs discussions, le chirurgien en chef de l'hôpital Beaujon, qui était véritablement l'auteur de faits remarquables? Ce despotisme d'un homme plus puissant que juste, devait-il s'étendre à la majorité des membres du jury pour la place de chef des travaux anatomiques? Oui, un des candidats, nommé Belmas, pour complaire à cet homme puissant, se permit, devant une nombreuse assemblée, d'insulter à la véracité bien connue de M. Nicod, sans qu'aucun des membres du jury prît la parole pour réprimander le calomniateur! pas même M. Esquirol VICE PRÉSIDENT, à qui M. Nicod adressa une pressante réclamation. Ni le lendemain, ni le jour de clôture du Concours, on ne censura l'élève qui s'était si mal conduit. Il est même probable que M. D.... lui en a su bon gré, puisqu'il s'est beaucoup occupé de le faire nommer à Strasbourg pour le dédommager d'avoir échoué à Paris. Qui pourrait prévenir le retour de pareils abus, sans la liberté de la presse?

En terminant ici ce que nous avions à dire sur l'École de Strasbourg, nous mentionnerons honorablement l'hôpital d'instruction de Lyon où se forment constamment au concours l'élite des chirurgiens de cette ville, célèbre à tant d'autres titres. Puissions-nous bientôt en dire autant des hôpitaux militaires d'instruction de Besançon, Strasbourg, Bordeaux, Toulouse et Angers, dont nous nous ferons un devoir d'instruire les jeunes docteurs, ainsi que ceux de la marine et des colonies....

CHAPITRE II.

Après avoir établi l'état actuel des Écoles de médecine françaises, il convient de rechercher dans les antécédens : 1.° si elles ont connu ou méconnu les bonnes doctrines; 2.° ce que ces Écoles ont pu opposer aux progrès que Ducamp a fait faire à la science en appliquant les mathématiques à la construction géométrique de ses instrumens.

§ I.

Vers la fin du seizième siècle et au commencement du dix-septième, Ambroise Paré, premier chirurgien d'Henri II, de Charles IX et d'Henri III, rassemble dans un même ouvrage tout ce que la science médicale possédait de mieux de son temps, et tout ce que la droiture de son âme jugea utile à l'humanité. Ce qui nous inspira le plus de vénération pour la mémoire de ce grand homme (que nous avons trop long-temps méconnu), c'est que presque tout ce que nous avions appris d'étranger à sa doctrine, et dont l'expérience nous avait déjà démontré la fausseté, se trouve aujourd'hui d'accord avec les résultats de sa propre expérience. Ainsi, ce qui est aujourd'hui une découverte pour moi, n'en serait pas une aux yeux d'Ambroise Paré, s'il vivait encore. S'ensuit-il de là que ses successeurs ont ignoré complètement tout ce qu'il avait dit de bon à conserver? Non, certainement; et il est bien plus probable que ces mêmes successeurs, jusqu'au *père Élysée*, n'ont pas eu le même bon sens, le même talent, la même sagacité ni la même dextérité que lui, puisqu'ils ont laissé rétrograder la science.

C'est à cette expérience raisonnée que les médecins devraient toujours prendre pour guide, que Paré dut l'avantage de connaître qu'il était utile d'avoir des *candelettes* de différentes compositions, parce que toutes les maladies de l'urètre ne sont pas toutes de même nature, comme Cowper et Freind ont eu la vanité de le professer,

pour éclipser la gloire de leur prédécesseur.
Pourquoi nos modernes auteurs ont-ils donc eu
la sottise de les copier plutôt que de rechercher
minutieusement dans les cadavres, comme l'ont
fait tous ceux qui ont eu le vrai désir de servir
l'humanité. Pourquoi n'ont-ils pas remarqué que
parmi les chaude-pisses, les unes se prolongent
par un mauvais régime, un mauvais traitement, et
d'autres fois par une infection intérieure qui, tôt
ou tard, trompe la sécurité de beaucoup de médecins et de leurs malheureux malades ? C'est ce
qu'il nous reste à examiner. Une des causes qui
retarderont les progrès de la médecine dans tous
les temps, sera CERTAINEMENT LE DÉFAUT DE CRI-
TIQUES DE BONNE FOI. En voici les raisons
principales : Lorsqu'un trait de génie vient éclairer l'esprit d'un savant, il est impossible que dans
le ravissement de son âme il ne se laisse pas em-
porter un peu au-delà de la vérité. Ses amis, qui
sont toujours moins nombreux que les flatteurs,
se taisent sur ses torts; les autres ne se donnent
pas la peine de les approfondir, car pour critiquer
sainement un auteur, il faut absolument le lire et
le relire plusieurs fois; se bien pénétrer du
plan de son ouvrage, de son but et de la manière dont il l'a atteint, ce qui exige le plus souvent un degré d'attention et de sagacité dont
peu d'hommes sont susceptibles.

§ II.

Toute l'opposition que l'École de Paris a mise à la propagation de la méthode de Ducamp se réduit presqu'à rien, puisqu'à l'exception de Béclard, tous les autres professeurs ont à peine traité une douzaine de malades. M. le professeur Roux, en 1823, en a cautérisé un. Depuis, il y a renoncé, sans m'étonner, puisqu'un élève qui l'avait vu opérer m'apprit à l'hôpital Beaujon qu'il ne cautérisait pas comme moi ; que M. Roux, après avoir mis en action le caustique, tournait constamment la tige qui le porte jusqu'à la fin de l'opération. Je me bornai à répondre : « Chacun a sa manière d'agir. » Jusqu'à présent, je crois avoir bien prouvé que M. Roux aurait bien fait de recommencer ses essais sur les principes de Ducamp. Il est vrai que ce professeur n'a jamais beaucoup approfondi les questions qu'il a voulu traiter, comme le prouvent ses erreurs sur le cathétérisme et la contractilité de l'urètre, dont il a osé nier l'existence pour accuser le peu de succès de ses confrères. Son peu de succès dans la cautérisation est d'autant plus excusable que la nature lui a refusé deux facultés essentielles au chirurgien, celle d'avoir la VUE BONNE et du BON SENS, *chose si rare, comme le disait l'évêque d'Évreux !*

III.

Si l'on ne m'a pas trompé, M. le professeur Richerand n'aurait traité que deux malades par la cautérisation : et ce qui me porterait un peu à le croire ainsi, c'est la manière dont il en parle dans son Essai sur l'Histoire des progrès récens de la Chirurgie au dix-neuvième siècle. Tout en reconnaissant les graves inconvéniens attachés à l'usage des sondes et des bougies de gomme élastique, ainsi que les récidives en quelque sorte inévitables auxquelles elles exposent, il les assimile aux bougies emplastiques dont l'action, selon lui, est toute mécanique. Mais quand même leur action serait ainsi bornée, il aurait encore raison de dire que la dilatation qu'elles effectuent est plus douce, et n'expose pas au déchirement du canal et à la formation des fausses routes. Toutefois il convient que la longueur du traitement en a fait négliger l'emploi à plusieurs chirurgiens et surtout aux malades. La vraie cause du discrédit où elles étaient tombées avant Ducamp, résidait dans la mauvaise méthode avec laquelle les chirurgiens en dirigeaient l'usage, et à la négligence qu'ils mettaient à exercer leur malade à s'en servir lui-même instantanément (1).

____

(1) Il n'y a qu'une exception à ce principe ; c'est le cas

M. R... convient encore qu'aucune méthode n'est plus susceptible de procurer un prompt succès, et de satisfaire le désir des malades, que l'emploi des caustiques. On a de la peine à concevoir, qu'après une déclaration aussi solennelle, il accuse les malades qui en réclament les bienfaits d'en être des *partisans aveugles*. Comment se fait-il qu'un professeur qui a déjà pratiqué aussi long-temps la médecine avec tant de sagacité, n'a pas remarqué que le bon sens et les désirs des malades naissent du peu d'efficacité des bougies? La méthode de Ducamp a trompé la plupart de ceux qui l'ont employée, parce qu'ELLE EST PLUS BRILLANTE EN THÉORIE QUE FACILE EN APPLICATION. Tout en rendant justice aux éminentes qualités de M. le professeur Richerand, il est juste de faire remarquer aux élèves en médecine que tous ceux qui se livrent trop tôt à l'enseignement avant de pratiquer, deviennent rarement habiles à opérer, et pour en fournir un exemple remarquable sans sortir de l'École de Paris, il me suffira de nommer MM. Richerand et Marjolin, tous deux professeurs

---

où le malade serait forcé de garder la chambre , ou le lit, pour une autre maladie ; ou bien par des occupations sédentaires. Dans les autres circonstances , il éprouvera beaucoup moins de douleurs et autant de succès en n'employant l'instrument que deux fois par jour pendant un quart-heure , quelquefois moins, et rarement plus.

en chirurgie. M. Marjolin a été envoyé à ma place à l'hôpital Beaujon et chez un malade en ville, mais ne m'y a pas complètement remplacé dans le succès de mes opérations, ni dans la dignité qu'il aurait dû garder dans les consultations généreuses que j'y avais établies en 1815. La déférence qu'il y a pour mon ancien élève, (Thomas l'hypocrite) prouve jusqu'à quel point la terreur de l'inquisition secrète a d'empire sur les deux médecins de l'hôpital Beaujon et les mœurs de notre temps.

Dans son esquisse des progrès récens de la chirurgie, M. Richerand ne cite le nom de Ducamp que pour en parer la liste des élèves sortis de la nouvelle école. A la vérité, il fait un juste éloge de sa sonde exploratrice ; mais dans une note qui tend à altérer le sens de son propre texte, il s'applique à faire croire que Lemonier avait déjà exécuté cette sonde en 1688. Cependant, la bougie dont parle Lemonier ne pouvait pas indiquer la forme, ni la situation du canal ; elle ne pouvait que donner la distance du mal au méat urinaire et que très-mal indiquer la longueur du rétrécissement, comme nous l'avons prouvé ailleurs (Notes critiques sur les instrumens de Ducamp, 1825). Au lieu d'admirer le mécanisme du porte-caustique, il en fait la peinture la plus grotesque et la plus inexacte. La mauvaise foi est trop évidente, pour que nous ne la rapportions pas au dépit de n'avoir su en tirer un bon parti ; car il n'est pas juste de la part d'un historien d'appeler sonde droite une sonde de gomme élastique, traversée dans sa longueur par une bougie flexible et tout à la fois élastique. La préférence qu'il accorde à la sonde de Hunter, qu'il confond avec les bougies de Home, pour en faire honneur aux praticiens français au détriment de Ducamp, est aussi injuste qu'elle est absurde. Ce qu'il dit sur la perforation latérale des parois de l'urètre le serait encore davantage, si, dans la multitude de médecins, il n'y en avait pas un si grand nombre qui manquent de bon sens. Mais pour tout homme judicieux, le porte-caustique de Ducamp sera toujours, par sa flexibilité et par le mécanisme qu'on peut lui faire exécuter, le plus précieux de tous les instrumens inventés jusqu'à ce jour pour cautériser dans l'urètre (1). C'est encore très-mal à propos que M. R... invo-

____

(1) En changeant son mécanisme on ne ferait que le gâter. Je me suis constamment servi du premier (*V.* 1.re édit. D... Paris, 1822) et du second (*V.* 2.e édit. et suiv...) Je préfère ce dernier pour la portion membraneuse, prostatique, du canal et surtout pour le col de la vessie. Le premier porte-caustique que je fis fabriquer, présente une modification dans les formes sans altérer le mécanisme (*V.* tom. 1.er, pl. 1.re) ; aussi obtint-elle l'approbation de Ducamp, qui me l'exprima ainsi : « Il peut servir , mais servez-vous aussi du mien. »

que l'autorité du docteur Aumont pour décider des cas dans lesquels il convient d'appliquer la cautérisation avec les instrumens de Ducamp, puisque Aumont, long-temps avant sa mort, y avait presque entièrement renoncé et ne se servait plus que de la canule de Hunter. Je ne connais pas de chirurgien qui ait commis une plus grande inconséquence avec l'instrument de Ducamp.

Quelqu'un de ses amis m'ayant généreusement attribué cette imprudence, je dois la vérité au MORT et à ma réputation. Je vais rétablir le fait :

En 1823, Aumont, chirurgien en chef de la maison militaire du Roi, ayant dilaté le canal d'un garde-du-corps, mit de la jactance à prouver à ses amis que le succès était complet. Il prit le porte-caustique (sans être chargé), le promena dans l'urètre avec assez de vivacité et d'irréflexion pour dévisser la capsule de l'extrémité de l'instrument et lui faire abandonner la tige principale qu'elle complète. Il faut surtout remarquer : 1.° qu'il a fallu exécuter quatre ou cinq tours en sens inverse du pas de vis, pour obtenir ce résultat (à moins d'une circonstance particulière qui se trouvera relatée dans mon chapitre *des Fausses-Routes*); 2.° qu'il ait manqué absolument de présence d'esprit et de dextérité pour ne l'avoir pas extraite au même instant, en la revissant sur sa

propre canule; chose faisable dans toutes les régions du canal, mais d'autant plus facile qu'elle
n'était pas dans la courbure de l'urètre; 3.° qu'au
lieu de la saisir dans une minute avec la pince de
Hunter, il a si mal employé cet instrument, qu'à
plusieurs reprises il a pincé, déchiré et fait saigner la membrane de l'urètre : qu'outre les
douleurs inévitables d'un pareil travail pendant
près d'une heure, il est survenu une inflammation douloureuse qui a duré 4 à 5 jours, pendant
lesquels on peut se figurer les transes du malade;
4.° que la plus grande inconséquence est de n'a-
voir pas fixé le corps étranger en faisant comprimer l'urètre au périné, avant de l'avoir enfoncé
avec la pince qui devait le retirer à la première
tentative.

Lorsque je l'employai pour extraire de l'urètre
un petit calcul, chez un enfant de 3 ans, ou sur
un enfant âgé seulement de 16 mois, ou bien encore sur un adulte pour un fragment de sonde
incrustée et pourrie dans l'urètre, jamais l'opération ne dura deux minutes. Aussi, je ne blâmai
jamais Aumont d'avoir causé un accident si
grave, mais bien de n'avoir pas su y remédier
comme un chirurgien en chef doit être en état de
le faire. A la vérité, ses succès n'ont jamais répondu à ses prétentions. Ainsi, M. Richerand a eu
grand tort de ne pas isoler mon nom de ceux qui

se sont disputés la succession du docteur Ducamp;
car je leur fus toujours étranger et par mes connaissances et par mes mœurs. Les seuls individus
qu'il eût pu signaler au mépris public, ce sont :
Pasquier fils, élève en chirurgie ou aide-major
aux Invalides (1); et le jeune Descot, déjà compté
au nombre des malades de Ducamp à l'époque de
sa mort, mais qui n'en reçut jamais d'autre leçon
que celle de la douleur. Néanmoins, Descot fut
aussi favorisé par la QUOTIDIENNE que P... l'avait
été par le journal de Paris. Le 2 avril 1823, et à
la même heure, ces deux trompettés mercenaires

---

(1) Le jour de la mort de Ducamp , son domestique crut
devoir me prévenir que Pasquier fils était venu lui faire la
proposition de lui adresser les malades du défunt. Dans le
discours que je prononcai sur sa tombe , je fis une allusion
qui eût dû rendre P... plus circonspect... Il avait déjà répandu
son or sur le *Journal de Paris !* Le lendemain ce journal
annonça la mort de l'homme probe ; mais qu'il restait l'intrigant P... pour consoler la Société de la perte d'un si
grand talent. Il est probable que le journaliste ignorait que
quinze jours avant sa mort , Ducamp disait en ma présence
et au milieu de sa famille : « On n'est pas plus maladroit que
Pasquier fils. » Il serait encore vrai de dire : que si les fautes
n'étaient pas personnelles , le fils aurait déshonoré le nom
de son père en lui prenant le titre de chirurgien en second
des Invalides , pour en imposer davantage au public.

proclamèrent les favoris de Mercure. Telle est la moralité du rédacteur de cette gazette, qu'il ne remplit jamais la promesse qu'il fit d'insérer dans sa feuille la dénégation de madame veuve Ducamp. Mais s'il fallut dix jours d'instances auprès du journal de Paris pour obtenir justice contre un intrigant, n'est-il pas bien prouvé qu'on a payé bien cher l'insertion que l'on avait *préparée avant l'enterrement de Ducamp!* O temps! ô mœurs! l'histoire en fera justice.

§. IV.

Il est une autre erreur de M. le professeur Richerand, que nous ne devons pas passer sous silence : c'est celle qui le porte à attribuer la fréquence des abcès urineux à l'abus des caustiques. Je proteste, pour mon compte, contre cette assertion, et le défie de m'en prouver un seul exemple qui m'appartienne. Au contraire, je lui fournirai plusieurs preuves que J'EN AI GUÉRI PLUSIEURS PAR LA CAUTÉRISATION, SANS AVOIR BESOIN DE SONDES DE GOMME ÉLASTIQUE A DEMEURE , QUOI-QU'IL les juge *indispensables* à la guérison des fistules urinaires; *Voy.* obs. 35.°, 36.° et 4o.°, qu'à juste titre on peut considérer comme le NEC PLUS ULTRA de ce genre.

§. V.

Puisque les auteurs qui ont précédé le seizième siècle se sont bornés à opposer des astringens et des cathérétiques aux carnosités de l'urètre, et qu'Ambroise Paré est le premier qui ait conçu l'idée d'une canule propre à appliquer des caustiques avec le moins de danger possible, il est donc vrai de dire que la méthode de ce grand chirurgien, publiée en 1616, donna naissance à celle de Wiseman, chirurgien anglais, qui ne parut qu'en 1686. Ducamp a donc été induit en erreur quand il a attribué l'honneur de la priorité à Wiseman; ainsi que M. Richerand qui la donne à Lemonier, quoique ce dernier n'ait écrit que deux ans après l'auteur anglais, c'est-à-dire en 1688. Il est plus que probable que celle de Roncalli (en 1720), découlait de la même source, ainsi que celle de Hunter, altérée après lui, par son neveu Éverard Home; mais légèrement perfectionnée par le docteur Petit, en 1817. Tout en reconnaissant que la méthode de Ducamp ne pût pas avoir une autre origine, nous pouvons affirmer avec raison qu'il la rapprocha immensément de la perfection en appliquant les mathématiques à la construction géométrique de ses instrumens !

C'est ce qui nous reste à prouver :

En les passant en revue dans l'ordre où ils doivent être employés , nous ferons connaître la manière de s'en servir, leurs avantages et leurs inconvéniens.

§. VI.

La sonde exploratrice, telle que Ducamp l'a décrite, avait principalement pour but de préciser, non-seulement la distance d'un retrécissement de l'urètre au méat urinaire, mais encore la situation de l'embouchure du canal dans ce retrécissement. Ces deux indications étaient également utiles , soit pour soulager le malade affecté d'une rétention d'urine par inflammation aiguë , au moyen d'une bougie fine dirigée par un conducteur , soit pour y introduire le cylindre de son porte-caustique dans l'intention de cautériser les végétations produites accidentellement dans ce canal par une inflammation chronique , ou par une aberration de nutrition.

L'idée de cette sonde peut avoir apparu au génie de Paré, à l'esprit de Lemonier, de Roncalli, etc. , mais aucun d'eux n'en a donné la description. Les auteurs modernes n'en présentent pas la moindre idée et ne parlent que d'une bougie emplastique *dirigée au-delà du rétrécissement*, comme le dit clairement Lemonier, pages 84 et 85, en parlant spécialement des EXCROISSANCES MOLLES ET BAVEUSES, qu'il conseille, à l'exemple de Paré, de *forcer et froisser* par l'introduction d'une verge de plomb ou d'une sonde, malgré la résistance desquelles *il faut la faire passer au-delà* : cette circonstance étant *presque toujours impossible,* elle prouve déjà que ce n'est pas là la sonde exploratrice de Ducamp. Ce qu'ajoute LEMONIER tend encore à éloigner l'idée de M. Richerand : « Si l'on a le bonheur de réussir, dit-il, « il faut pousser *en sa place* UNE BOUGIE faite avec « une mèche assez forte et de la cire ». N'est-ce pas là la CANDELETTE de Paré (diminutif du mot chandelle), représentant toutes les bougies emplastiques de notre temps. En effet, toutes ces bougies peuvent donner quelques renseignemens importans, mais ne peuvent pas indiquer la situation de l'embouchure du rétrécissement, comme le fait constamment la sonde exploratrice de Ducamp. Ainsi, quoi qu'en disent nos contemporains, CE TRAIT DE GÉNIE QUI FIT INVENTER LA VRAIE SONDE EXPLORATRICE de l'urètre appartient A DUCAMP ! Le premier il en a donné la description facile à imiter : le premier aussi, il en a professé l'application avec le plus heureux succès, dans un temps où les bonnes idées de Paré et de Lemonier étaient bannies de nos Écoles et de tous nos auteurs modernes ?

Que de tentatives ne lui fallut-il pas pour
que sa construction réunisse la solidité à la mollesse qu'exigeaient des parties d'une extrême sensibilité, pour que sa malaxité s'accommodât avec
la prudence que le chirurgien doit mettre dans
toutes ses opérations? Sans doute, cette dernière
qualité ne s'obtint qu'avec peine; car, outre qu'il
dut commencer par en faire de trop dures, il
sera encore utile de faire remarquer qu'il finit
aussi par en faire de trop molles, puisqu'il eut
la candeur d'avouer de lui-même qu'il lui arrivait cinq à six fois dans une année de laisser un
morceau de cire dans le rétrécissement. L'expérience que j'en ai faite en présence du docteur
BERTHOMIEUX (*Voy.* obs.-22.°), prouve que la
sonde exploratrice peut indiquer la situation du
canal, réduit à un tiers de ligne de diamètre,
sans se rompre. Mais je dois avouer aussi que
(peut-être cent fois), je l'ai trouvé de même diamètre, sans obtenir une aussi longue pointe. Il
est bon que le lecteur en connaisse les raisons.

Comme à ce degré d'étroitesse de l'urètre, il
serait dangereux de boucher un aussi petit passage avec de la cire, puisqu'on ne pourrait introduire convenablement le cylindre du porte-
caustique, la prudence commande de ne pas
laisser séjourner la sonde exploratrice, assez
long-temps pour que la cire soit ramollie au point

de se rompre ; accident que j'eus le bonheur d'é-
viter en présence du docteur B..., et que j'ai
toujours évité dans la suite, en PRESSANT TRÈS-
LÉGÈREMENT la sonde pendant que l'empreinte
se forme.

L'étude et mes réflexions m'ont appris qu'il
faut éviter soigneusement de tailler le pinceau de
soie *transversalement* à sa pointe, comme Ducamp
semble l'indiquer, et comme son fabricant l'exé-
cute encore trop souvent. Il convient beaucoup
mieux de tailler les brins de soie en forme de
cône alongé, afin qu'il en reste toujours quelques
brins dans la pointe avec l'emplâtre qui doit les
réunir. Dans le cas contraire l'emplâtre ramolli
passerait seul dans l'espèce de filière, où l'enga-
gerait d'ailleurs une pression trop forte, et dès
qu'on retirerait la sonde, sa pointe resterait dans
l'obstacle. On conçoit facilement que ce petit
perfectionnement était réservé à l'expérience ;
mais nous en ferons connaître de plus importans. La grande utilité et la nécessité de donner
à la masse emplastique qui termine la sonde
exploratrice, une longueur plus grande que celle
que l'auteur lui assignait, nous mènera graduellement aux plus importans résultats. D'abord
elle nous fera mieux apprécier la partie antérieure
du rétrécissement ; puis elle nous indiquera facilement de ne pas abuser de la cautérisation

dans les affections des vésicules séminales (*Voy.* obs. Bon de V.) : elle nous apprendra à mieux distinguer les différentes excroissances, verrues, carnosités polypeuses, brides lamelleuses, fili‑ formes ou encore capillaires. Mais la plus impor‑ tante de toutes ces notions sera, sans contredit, celle qui nous apprend à distinguer les fausses routes de différentes espèces, car il nous a été démontré jusqu'à l'évidence, que Ducamp s'était fourvoyé, avant nous, chez un malade qui s'en était pratiqué une avec des bougies de gomme élastique coniques (*Voy.* ch. VIII et IX, fausses‑ routes, récidives. tom. II).

La sonde exploratrice, ainsi perfectionnée, pourra aussi indiquer les tumeurs fongueuses im‑ plantées sur le col de la vessie, lors même qu'une sonde de trois lignes de diamètre passerait faci‑ lement dans ce viscère. Nous ne taririons pas si nous voulions développer tous les avantages qu'elle procurera aux médecins et particulière‑ ment aux malades, en préservant les uns et les autres d'un grand nombre d'erreurs funestes. En attendant que le Roi nous autorise à les déve‑ lopper dans un Cours public, nous invitons le lecteur à méditer Ducamp, et à ajouter foi à nos observation

§. VII.

Mesure ces rétrécissemens. L'espèce de compas

que Ducamp avait imaginé pour mesurer les rétrécissemens de l'urètre est véritablement moins
important qu'il l'avait cru d'abord. Je regrette
de n'avoir pas pu m'en expliquer avec lui. La
description qu'il en fait et l'explication qu'il en
a donnée d'après la planche III, paraissent aussi
admirables qu'étonnantes ; mais ce qui n'éton-
nera pas moins le lecteur, c'est que son usage
est souvent impossible , dangereux et douloureux, sans être absolument nécessaire. Qu'on se
souvienne un instant que les engorgemens simples
de la membrane muqueuse de l'urètre présentent
des inégalités ; que la canule d'une ligne qui
entre dans la composition de cet instrument est
d'ailleurs traversée dans toute sa longueur par un
stylet d'acier trempé, qui lui donne de la roideur ;
et qu'on ne perde pas de vue les courbures naturelles et accidentelles du canal de l'urètre ; l'on
reconnaîtra bientôt que les renseignemens fournis par cette espèce de compas peuvent être très-
inexacts, si ce n'est dans les cas d'un seul retrécissement. La bougie enduite de cire ne mérite
pas plus de confiance quand on ne veut pas en
faire un objet de charlatanisme : car si la partie
antérieure d'un rétrécissement se trouve la plus
étroite, comme on l'observe souvent, il arrivera
que, pendant la pression qui enfoncera la bougie,
le bourrelet de ce passage refoulera toute la cire

qui excédera son diamètre. Ainsi, toute la longueur de la bougie qui aura dépassé l'endroit le plus étroit sera du même diamètre et par conséquent ne pourra pas servir à faire apprécier exactement l'étendue d'un rétrécissement, excepté encore le cas où il n'y en aurait qu'un seul.

Ce défaut de renseignemens exacts n'est point aussi important qu'on pourrait le croire au premier aperçu. En voici les raisons : 1.° quand on connaîtrait parfaitement toute l'étendüe d'un obstacle de l'urètre, il serait imprudent de l'attaquer tout à la fois ; 2.° en portant d'abord l'agent de destruction, sur la partie la plus rétrécie, la partie dissoute par les fluides de l'urètre, et qui n'est point encore combinée avec les carnosités, pouvant encore agir comme résolutif sur les parties engorgées antérieurement au point cautérisé, il n'y a aucun danger, ni inconvénient, à pratiquer les premières cautérisations avec le petit porte-caustique de Ducamp (*V.* première édit.) ou avec un autre plus petit encore, comme il le fit sur ses premiers malades. Néanmoins, c'est ici le cas de rappeler que plus cet auteur acquit d'expérience, plus il augmenta le diamètre de son porte-caustique. (*Voyez* deuxième et troisième éditions de son *Traité.*)

§ VIII.

Le porte-caustique de Ducamp, quoi qu'on en ait dit jusqu'à ce jour, sera un de ses plus beaux titres à la gloire. Son mécanisme ne peut être changé sans y nuire. La seule modification que je jugeai nécessaire *dans la longueur de sa partie métallique*, fut approuvée par lui avant que je lui eusse communiqué la raison principale qui m'avait porté à la faire. La voici :

Presque toutes les fois que je fus appelé pour rémédier à une rétention d'urine que d'autres médecins avaient tenté envain de surmonter par la sonde, je reconnus que leur insuccès provenait moins de leur peu de connaissances médicales, que de la mauvaise courbure de leur sonde. Ce défaut consiste en ce que les quinze dernières lignes de la sonde ne se trouvaient pas courbées de manière à s'adapter convenablement à la partie postérieure de l'urètre qui remonte en arrière pour rejoindre le col de la vessie (1). D'après

---

(1) Dans les descriptions anatomiques on doit considérer la position verticale de l'homme , comme la base de tous les rapports que les divers organes ont entre eux. Ainsi tous les auteurs exacts indiquent que la portion prostatique ou postérieure de l'urètre remonte d'avant en arrière vers le col de la vessie , il s'ensuit que pour être d'une facile introduction , les instrumens qui doivent pénétrer dans la vessie de l'homme

cela, n'a-t-on pas lieu d'expliquer pourquoi les chirurgiens allemands ne se sont pas empressés à essayer le brise-pierre que M. Gruithuisen, médecin bavarois, fit connaître en 1813, et pourquoi M. Civiale, en voulant abuser de l'instrument de Leroy, en l'appliquant à tous les malades qu'il est parvenu à séduire, en a fait périr un plus grand nombre qu'il n'a fait constater de guérisons par des chirurgiens dont les noms puissent faire autorité. Cette disposition de l'urètre, dans sa partie postérieure, ainsi qu'une autre courbure qui commence au-devant du bulbe et se prolonge jusqu'au-dessous de l'arcade du pubis, rendent presqu'impossible l'introduction dans la vessie

---

et particulièrement les sondes métalliques, *doivent être courbées principalement vers leur pointe* AVEC LE PLUS GRAND SOIN. Espérons que nous ne tarderons pas à voir les médecins et chirurgiens des Bureaux de charité de chaque arrondissement de Paris, chargés également de l'inspection des officines de pharmacie, des magasins de droguistes, d'herboristes, et des fabricants d'instrumens destinés aux hommes. Plus à même de connaître plus promptement les abus de leurs quartiers respectifs que les professeurs des Écoles de médecine et de pharmacie, qui ont fait ce service jusqu'à présent, il résulterait de cette organisation deux grands biens : l'un pour les malades de Paris ; l'autre, pour les professeurs en médecine, *qui auraient plus de temps pour mieux remplir les devoirs de l'enseignement.*

(88)

d'un instrument droit, ayant exactement le diamètre du canal. Pour y faire parvenir cet instrument, on est généralement obligé de dilater
l'urètre au-delà de son diamètre naturel, phénomène facile et peu grave chez la femme, mais des
plus importans et des plus périlleux chez l'homme. En effet, la pratique fournit bien des exemples d'inflammation grave du canal, du col de
la vessie, des testicules et des cordons spermati-
ques, d'escarrhes gangréneuses de l'urètre et
d'abcès au périnée par le séjour prolongé des
corps dilatans dans l'urètre. Voilà pourquoi les
malades que M. Civiale a voulu dilater au-delà de
leur type naturel, ont éprouvé, soit des douleurs
INSUPPORTABLES comme chez un maire de
Paris, soit assez graves pour le forcer de renon-
cer à ses opérations, et de recourir aux procédés
ordinaires, soit assez funestes pour entraîner la
mort après sept ou huit opérations d'une demi-
heure (quoi qu'en dise l'historien des progrès de
la chirurgie). En effet, M. B..., demeurant rue
Saint-Victor, n.° 76, avait supporté avec courage
sept opérations aussi longues, et se trouvait dans
une disposition morale des plus favorables, lorsque je l'encourageai à conserver la même résignation. Cependant il succomba aux accidens
inflammatoires qui suivirent la huitième (*V*. ob.
38, chap. II), et le calcul était bien loin d'être
détruit, COMME LE PROUVA L'AUTOPSIE.

§ IX.

Je rapporterai encore une autre preuve du danger de dilater l'urètre outre mesure par un instrument droit. En 1824, dans le dessein de favoriser la sortie de petits graviers contenus dans la vessie d'un jeune malade, je lui introduisis avec la précaution convenable et une facilité qui m'étonna dans un individu d'une stature moyenne et chétive, mon dilatateur en argent massif, de trois lignes et demie de diamètre. Je le fis séjourner pendant une demi-heure chaque jour, jusqu'à ce que ce malade ne rendît plus de sable rouge, ni de petits graviers. Ce traitement dura environ trois semaines. Comme il restait dans la vessie un petit calcul que je délogeai un jour du col de ce viscère, je commandai un instrument propre à le retirer par l'urètre; mais le fabricant manqua à sa parole. Ennuyé d'attendre, je voulus profiter de l'instrument gravé par M. Leroy, pl. III, fig. 3, pour extraire le corps étranger. Mais outre la douleur qu'il occasionna dans la première courbure de l'urètre, il en procura une si pénible quand il fut parvenu à la seconde, que je me crus obligé de le retirer à l'instant. Puisque le bout se trouva teint de sang, je restai convaincu que le malade y ayant mis tout le courage possible, et moi la même légèreté, la même dextérité, que pour introduire *mon dilatateur de* MÊME DIAMÈTRE, les instrumens parfaitement droits ne pouvaient parcourir l'urètre jusqu'à la vessie sans une douleur plus ou moins nuisible. Cependant on pratique cette opération ! Oui, certainement. Mais, comment ? Nous l'ignorons encore.

Si, après la pompeuse annonce du brise-pierre, les commissaires nommés pour le juger et le faire apprécier au monde médical, s'étaient plus occupés de l'humanité que de l'orgueil national, leur rapport aurait établi, dès 1818, 1.° l'antériorité de l'invention ; 2.° les droits de M. Leroy à l'estime publique ; 3.° les droits plus douteux de M. Civiale ; 4.° le nombre exact des tentatives infructueuses pour dilater l'urètre convenablement ; celui des succès ; celui non moins important des insuccès, et enfin celui des morts. Rien de tout cela n'a été fait à temps convenable. Dans le désordre des passions, tout a été confondu. Le charlatanisme s'est emparé de la trompette de la renommée, et peu s'en est fallu qu'Apollon s'y fût mépris (1).

Certainement la sonde droite n'est pas de nouvelle invention. Le peu de détails qu'Albucasis

---

(1) Le silence de MM. les Commissaires a valu à M. C... une mention honorable de la part de l'institut de France dans sa séance du 30 mai 1825.

donne sur la manière de l'introduire, en confirment cependant la possibilité ; et nous l'avons vu mettre a exécution par M. Civiale, de manière à rapprocher trois fois de suite (dans le même instant), la sonde du ventre du malade, avant de pouvoir lui faire franchir la courbure postérieure de l'urètre. *« Catheterem in urethram leniter immittas donec ad urethræ radicem pervenerit : tum caput virgæ sursùm versus umbilicum flecte ; tum catheterem trudas introrsùm donec intraverit, et prope sedem pervenerit ; et tunc inferne virgam vertas, et catheterem in illâ : tum trudas illum donec in vesicam advenerit, sentieritque infirmus illum jam in locum vacuum pervenisse. »*

Ainsi, autrefois comme aujourd'hui, soit que l'on employe une sonde droite ou une sonde courbe, on est obligé d'approcher du ventre la main qui dirige l'extrémité opposée à la pointe, afin d'engager plus facilement cette dernière partie au-dessous de l'arcade du pubis, et la faire arriver au-delà de la première courbure de l'urètre. Mais pour que la pointe d'une sonde droite parvienne un peu facilement dans la vessie, il faut qu'elle ait une forme olivaire ; et que la laxité des attaches de la verge au pubis permette à l'urètre de se laisser déprimer par le corps de la sonde ; ce qui n'est supportable que dans un bien petit nombre d'individus.

L'esprit versatile qui dominera toujours les Écoles de Médecine tant que des professeurs éclairés et justes ne s'occuperont pas de critiquer les productions que le charlatanisme enfante chaque jour, la société restera infectée des fausses doctrines que la barbarie a, dans tous les temps, mélangées aux sciences pour mieux asservir les hommes. Aussi combien ne mérite pas d'attention de la part des savans et de nos législateurs, la marche rétrograde que, depuis quelque temps, l'on cherche à imprimer à l'École de Paris et à l'Académie de Médecine.

§. X.

Je me résume et prétends que les porte-caustiques de Ducamp, ayant dix lignes et demie de partie métallique droite, n'en sont pas moins applicables à toutes les parties de l'urètre et même au col de la vessie, pour lequel, néanmoins, je recommande particulièrement le plus gros ; que la modification que j'y ai faite sera la plus convenable sous le double rapport de l'utilité et de la modicité du prix ; que toute la canule et le stylet qui la parcourt étant flexibles et élastiques, l'instrument peut parcourir et s'adapter parfaitement à toutes les courbures naturelles et accidentelles de l'urètre, comme ma pratique le prouve autant que celle de l'inventeur. Que le stylet dont parle M. R... , n'est point un perfectionnement, puisqu'il ôte au porte-caustique une partie de sa flexibilité et le rend moins propre à être graduellement tourné sur les côtés et par conséquent à cautériser régulièrement, suivant l'indication d'une empreinte bien interpretée.

§. XI.

L'interprétation des différentes formes que peut prendre la sonde exploratrice me paraît être la chose la plus difficile à bien imiter par la gravure ; c'est pourquoi je préfère les bien décrire dans mes observations, afin que ceux qui en rencontreront de pareilles, emploient avec un égal succès les mêmes moyens que moi. J'en possède une très-nombreuse collection qui serviront dans mes cours particuliers „à apprécier les difficultés de la cautérisation et à les surmonter toutes.

C'est le cas de parler de la manière de mesurer l'urètre et la distance à laquelle on doit appliquer le caustique. Les auteurs ne sont d'accord que du plus au moins sur la longueur de l'urètre chez l'homme, par une raison choquante ; c'est qu'aucun d'eux n'a indiqué positivement la manière d'étendre la verge. Cet organe si important, véritable Protée, est encore mal connu par certains anatomistes et même des physiologistes de nos Écoles actuelles. Cependant les an-

ciens connaissaient déjà la contractilité de l'urètre, sa susceptibilité d'être affecté de spasme ou
de resserrement spasmodique. Plusieurs auteurs,
et surtout les vrais praticiens, n'en doutent pas;
mais ils sont bien éloignés de regarder cette susceptibilité de l'urètre comme une cause constante
et générale des rétrécissemens de ce canal,
comme Home l'a prétendu, et ils sont aussi éton-
nés qu'un élève de Bichat, un professeur d'anatomie et de physiologie, ait osé nier le spasme
de l'urètre, en rejetant sur la maladresse des
médecins, les difficultés du cathétérisme prove-
nant de la contractilité morbifique de ce canal
excréteur. Cependant je dois convenir que j'en
ai rencontré un exemple dans lequel la cautérisation a été insuffisante, quoiqu'elle eût détruit la plupart des carnosités polypeuses qui
existaient dans le canal de l'urètre. La douleur
que causait la sonde provoquait une demi-érec-
tion fort incommode. Dans d'autres individus,
j'ai vu huit à dix fois la surface du gland se fron-
cer autour du méat urinaire, comme la peau de
l'angle externe de l'œil pendant une forte occlu-
sion des paupières. Je viens d'observer le même
phénomène sur un homme à demi-paralysé,
dont le méat urinaire paraît n'avoir *qu'une ligne
de diamètre au moindre contact*, mais qui laisse
passer au même instant une sonde de 2 lignes

(95)

et demie de diamètre. Celui-ci, comme presque tous les autres hommes, était doué d'un resser-rement naturel de l'urètre, de 3 pouces et demi à 4 pouces, ainsi qu'entre 5 pouces (1) et 5 pouces 6 lignes.

Il est encore une autre portion de l'urètre qui paraît, chez un petit nombre d'individus, offrir une contraction momentanée entre 6 pouces et 6 pouces 6 lignes. Ces cas là sont rares à la vérité ; mais si les méprises sont possibles, il sera nécessaire de choisir son opérateur parmi les hommes judicieux et de mœurs irréprochables, parce que le charlatanisme, en pareil cas, n'est pas moins dangereux que l'ignorance et la présomption. Aussi n'admettrons nous à nos leçons particulières que ceux qui mériteront toute l'estime publique.

Le premier pas à faire dans le perfectionnement de l'opération qui nous occupe, c'est de bien mesurer la distance du méat urinaire à l'obstacle que l'on a à détruire. Certains chirurgiens se contentent de prendre leur mesure dans l'état de repos et de raccourcissement de la verge.

---

(1) Ces deux derniers dépendent le plus souvent d'une organisation que les anatomistes devront étudier avec le microscope ; car il peut causer des illusions graves , en portant des médecins inexpérimentés à cautériser une partie saine. *V.* les différentes Séries d'observations. T. I, t. II.

Mais pour peu que l'on ait pratiqué, l'on s'apercevra bientôt que l'âge du malade, le degré d'intensité de ses douleurs, son irritabilité naturelle sont autant de causes qui font varier le raccourcissement de la verge et rendent cette mesure peu exacte. Elle a l'inconvénient fâcheux de porter à cautériser le col de la vessie involontairement, comme il arriva au professeur L...., parce qu'il croyait cautériser à 6 pouces et demi, la verge ayant perdu deux pouces au-dessous de son plus bas périgée. Il en résulta qu'il cautérisa EFFECTIVEMENT à 8 pouces, où se trouve le col de la vessie chez le plus grand nombre d'hommes.

En mesurant l'urètre, l'homme étant debout, comme le pratiquait Ducamp (1), l'opérateur est naturellement enclin à diriger la verge vers le ventre. Si dans cette position il fait une traction médiocre, aussitôt la verge lui paraîtra plus longue de neuf à onze lignes au-dessus du terme que nous fixerons tout à l'heure ; et il trouvera huit pouces et demi, même neuf pouces à l'urètre d'un homme qui l'aurait du terme moyen que nous venons d'établir.

Ainsi, après une étude approfondie, ces

---

(1) Cette manière n'est pas la meilleure, quoiqu'il en ait dit. Il se l'était probablement rendue familière à cause de l'oppression qu'il supporta sans doute long-temps sans se plaindre.

deux manières me paraissent presque également vicieuses.

§ XII.

Celle qui mérite le mieux de servir de base pour l'avenir est celle que l'on trouve en faisant coucher le malade sur le dos, et tirant la verge à angle droit avec le corps, assez fort pour lui donner toute l'extension possible, sans douleur. Elle m'a paru tellement préférable aux deux autres, que j'ai aussi pratiquées, que je puis faire constater par un assez grand nombre de malades, que j'ai le droit de me flatter de cautériser une ligne d'étendue, même au-delà de la courbure de l'urètre.

L'essentiel pour bien cautériser est donc de bien prendre sa mesure, soit avec la sonde exploratrice, soit avec le porte-caustique. Il convient de se servir d'un pied de roi ou de toute autre mesure familière, POURVU QU'ON PRENNE LES MÊMES PRÉCAUTIONS AVEC L'UN ET L'AUTRE INSTRU-MENS. Les numéros que Ducamp avait conseillés sur sa sonde exploratrice ne peuvent servir que de renseignement approximatif, puisque l'emplâtre peut être refoulé plus ou moins et faire varier la mesure. D'un autre côté, il est essentiel que cette sonde soit proportionnée avec le porte-caustique qui doit être employé, parce

k

qu'autrement il ne pourrait pas atteindre le lieu choisi pour cautériser.

§ XIII.

Le PORTE-CAUSTIQUE peut aussi se passer de numéros : il n'en portait aucun à la mort de Ducamp; preuve qu'il le dirigeait d'après sa sonde exploratrice, ou qu'il avait déjà reconnu comme moi qu'il vaut mieux se servir d'une mesure fixe sur laquelle on applique soigneusement les instrumens, soit après avoir retiré la sonde du canal, soit avant d'y introduire le porte-caustique.

On conçoit aisement que pour opérer avec la précision convenable en pareil cas, il faut mettre le plus grand soin à bien fixer entre ses doigts l'instrument et la partie sur laquelle on opère : que la direction du caustique doit être fixée primitivement sur la partie la plus affectée, afin de suivre ponctuellement le principe de l'inventeur de *détruire le rétrécissement avec le moins de caustique possible.*

Après toutes ces explications et celles que la sagacité du lecteur déduira de son instruction, que pourrions ajouter sur la sotte prétention de cet orfèvre qui s'enorgueillit de s'être réuni à l'intrigant Pasquier pour perfectionner les instrumens de Ducamp. Au lieu de le perfectionner, ces deux intrigans l'ont rendu moins commode en le compliquant sans nécessité, et moins sûr en lui ôtant la précision, la fixité de deux mouvemens bornés par les rainures de son intérieur.

§ XIV.

Les dilatateurs de Ducamp sont de deux espèces. L'un se compose d'un tube de boyaux gonflé dans l'urètre au moyen d'une seringue qui le dilate avec de l'air et de l'eau ; l'autre n'est autre chose qu'une bougie emplastique composée de cire jaune et d'une bande de toile fine, taillée de manière à former un ventre à un pouce et demi, ou à deux pouces de sa pointe.

Cette pointe aura toujours une ligne et demie, tandis que l'autre extremité, qui doit rester près du méat ne doit avoir que deux lignes (1). Ce renflement doit être gradué depuis deux lignes et demie de diamètre jusqu'à quatre lignes, *minimum* et *maximum* du canal de l'urètre. L'idée du premier dilatateur doit être rapportée à Desault, et celle du perfectionnement à la mauvaise construction du dilatateur d'Arnott ; mais on peut affirmer qu'il ne ressemble plus à son

---

(1) Cette règle est importante pour ne point fatiguer le méat urinaire pendant la dilatation ; mais pour donner plus de solidité à cette partie de la bougie , on insère une corde à boyaux jusqu'à son ventre, en la confectionnant.

modèle. Quoi qu'il en soit de la perfection admirable où Ducamp l'a porté, l'on peut aussi dire : qu'il ne remplit pas toujours le but de l'inventeur, puisqu'avant sa mort il semblerait l'avoir borné aux seuls cas où le méat urinaire avait moins de deux lignes et demie. En effet, dans cette circonstance, l'ouverture ne pouvant pas admettre sa plus petite *bougie-à-ventre*, de même diamètre, et le reste du canal conservant trois lignes et même plus de diamètre, il deviendra indispensable, à moins que le malade ne lui préfère l'incision. Cette disposition, quoique rare, se rencontrant quelquefois, ce dilatateur doit être conservé dans la pratique, ne fût-ce que pour l'honneur de la chirurgie française : car je le répète, tenant entre les mains *celui dont M. Arnott m'a fait présent*, je ne puis m'empêcher de regarder Ducamp comme l'inventeur. La grotesque structure de celui d'Arnott le rend d'ailleurs repoussant, quand on sait que son auteur le propose pour guérir SEUL les rétrécissemens de l'urètre. A peine pourrait-on l'admettre dans les convalescences.

§. XV.

La BOUGIE A VENTRE, *deuxième dilatateur* de Ducamp, est une conception des plus heureuse de cet auteur, puisqu'elle prévient et abrège

beaucoup de douleurs aux malades. Ducamp
finit par la préférer à son premier dilatateur. En
effet, son action est plus sûre, plus appréciable
surtout et bien plus commode. Le malade peut
l'employer avec les modifications que lui prescrit
le chirurgien, et terminer lui-même sa convalescence....

Les bougies-à-ventre préparées par Petit-Colin,
sont bien préférables à celles des contrefacteurs
de Paris, qui n'observent pas les proportions
convenables, et employent, pour les fabriquer,
un tissu grossier qui leur ôte une grande partie
de leur efficacité.

§. XVI.

Celles que je fis fabriquer en argent pour un
malade que m'adressa Ducamp (obs. P. de R..),
conviennent à ceux qui doivent voyager dans les
pays chauds, ou qui auraient à traiter des rétrécissemens compliqués de déviation du canal
par des fistules urinaires, ou par une hernie,
ou bien encore par une fausse-route qui n'aurait
pu être complètement guérie. J'en ai fait fabriquer en étain pour les malades moins fortunés.
C'est aussi dans cette vue bienfaisante que j'ai
encouragé la fabrication de celles de gomme-
élastique. Tous les essais en ce genre n'ont pas

également réussi (1). Quelque perfectionnées qu'elles puissent devenir, elles devront toujours être réservées pour là fin du traitement et la convalescence : celles de cire étant plus douces pour le malade tant qu'il conserve de l'irritation dans l'urètre.

Mais si le malade peut être conduit ainsi doucement jusqu'à sa parfaite guérison, qu'a donc opposé l'École de Paris aux puissans moyens de guérir, *tutò, citò, ac jucundè,* que Ducamp a fournis à la Chirurgie ?..... Rien : si ce n'est de l'envie, du dépit et de la routine.

O Charles X., ô mon Roi ! ô Dauphin !
O Législateurs ! Où allons-nous ?.........

(*Le 6 février 1826.*)

FIN.

---

(1) M. Lassere, Cloître Notre-Dame, M. Delamotte, rue J.-J. Rousseau, seront bientôt arrivés à la perfection s'ils font en sorte que leur pointe bien arrondie, n'ait pas moins d'une ligne et demie de diamètre ; et qu'une égale souplesse se fasse remarquer dans toute la longueur de la bougie. Celles de M.lle Bernard, quai de la Mégisserie, n.º 32, rivaliseront avec avantage.

Imprimerie de MIGNERET, rue du Dragon, nº 20.

PREMIÈRE OBSERVATION.

*Rétrecissement à l'entrée de l'urètre, guéri en dix
jours.*

Le 19 juin 1823, le docteur Lesbazeille, demeurant à Sezanne, département de la Marne, me recommanda un habitant de cette ville, âgé de 34 ans, qui se plaignait de douleurs en urinant, et de ne pouvoir exécuter cette fonction qu'au moyen d'un jet très-délié. Ce phénomène n'avait frappé le malade que *depuis deux ans environ.* Son récit me porta à employer une sonde exploratrice de Ducamp des plus minces ; dès qu'elle fût appliquée sur le méat urinaire, elle se courba. Étonné de ma maladresse, je voulus voir au grand jour le jet des urines et l'ouverture de l'urètre. Cette dernière avait moins d'une ligne de diamètre, puisqu'une bougie de deux tiers de ligne à sa pointe n'y entra qu'avec peine et que sa partie moyenne, d'une ligne, s'arrêta au méat sans que la pointe ait pu arriver à la vessie. Après avoir séjourné un quart-d'heure, elle parut en sortant être aussi serrée au méat qu'au moment de l'introduction. Néanmoins, le malade urina mieux le lendemain, et je pus faire pénétrer la même bougie dans la vessie

r

Son diamètre au méat était alors d'une ligne ; elle en sortit au bout d'un quart-d'heure, aussi difficilement qu'elle y était entrée.

Cet état maladif de l'urètre n'était pas un de ces rétrécissemens pour lesquels Ducamp a conseillé la cautérisation : il dépendait d'une cicatrice, suite d'un chancre, qui n'avait produit cependant aucune difformité apparente, dix ans après la guérison. Ayant reconnu que cette affection était simple, je n'eus pas de peine à persuader le malade de souffrir l'incision nécessaire, en lui promettant une prompte guérison. En effet, à l'aide d'une sonde cannelée, j'incisai avec un bistouri la paroi inférieure de l'urètre, et plaçai aussitôt une canule de trois lignes de diamètre. La plaie ne s'enflamma presque pas ; le troisième jour la cicatrice se manifesta, et le huitième de l'opération elle fut complète au grand contentement du malade et avec le plus parfait succès.

DEUXIÈME OBSERVATION.

Rétrécissement d'un pouce d'étendue, guéri en deux cautérisations et vingt-six jours de traitement.

M. B..., ancien militaire, demeurant à Metz, s'apercevant depuis deux ans qu'il ne pouvait uriner qu'avec des efforts douloureux des muscles du ventre, reconnut qu'ils provenaient d'un rétrécissement de l'urètre. Dès-lors il se soulagea de temps en temps par l'usage momentané d'une bougie, mais voyant ses maux augmenter, il vint réclamer mes soins, le 6 juin 1823.

La sonde exploratrice de Ducamp me fit en effet reconnaître un rétrécissement à six pouces 3 lignes, n'ayant qu'une ligne et demie de diamètre et s'étendant jusqu'à 7 pouces 3 lignes. Deux cautérisations suffirent pour le dissiper en six jours. L'urètre eut alors 3 lignes de diamètre ; et après vingt jours de dilatation, le malade put faire usage de la bougie à ventre de Ducamp, de 4 lignes de diamètre ; de sorte qu'au vingt-sixième jour du traitement, cet instrument parcourait tout le canal de l'urètre avec la plus grande facilité, et pénétra sans douleur dans la vessie.

Par une lettre du 5 avril 1824, M. B..... me confirma sa guérison et m'annonça l'arrivée de trois nouveaux malades.

TROISIÈME OBSERVATION.

Rétrécissement de dix-huit lignes d'étendue, guéri par cinq cautérisations.

Montauban, officier en retraite, dans le département de l'Allier, après plusieurs gonorrhées, éprouva les difficultés ordinaires d'uriner, et par la suite tous les symptômes d'un rétrécissement grave de l'urètre. Le 24 avril 1823, je lui reconnus un rétrécissement à 5 pouces 9 lignes, n'ayant qu'une demi-ligne de diamètre et s'étendant jusqu'à 7 pouces 3 lignes. Cinq cautérisations triomphèrent cependant de cette maladie; et le malade ayant appris que la dilatation par les bougies à ventre pouvait quelquefois conduire à la guérison parfaite, disparut de la capitale, sans y laisser le plus petit témoignage de sa reconnaissance.

QUATRIÈME OBSERVATION.

Mauvais effet des injections aromatiques ou astringentes. Rétrécissement de neuf lignes d'étendue guéri par trois cautérisations. Histoire singulière d'une bride, cause de récidive.

M. L..., lieutenant-colonel, fut affecté, en 1813, d'un léger écoulement attribué à l'usage immodéré de la bière, qui fut guéri promptement avec du baume de Copahu. Il n'en fut pas de même d'une autre blennorrhagie, qui dura quelques semaines et fut traitée, en 1817, par des pilules qui le purgèrent très-fortement, ainsi que par des injections de vin aromatique qui terminèrent promptement l'écoulement. En 1822, il éprouva, près de l'anus, une douleur qui paraissait dépendre de la tubérosité de l'os ischion. Six mois après s'être dissipée, cette douleur reparut accompagnée de difficultés et de fréquens besoins d'uriner. Un médecin conseilla l'usage des bougies, qui fut continué pendant trois mois sans un grand soulagement. Le malade ayant appris alors que ce traitement n'était que palliatif, vint réclamer mes secours le 15 juillet 1823. Je lui trouvai un rétrécissement à 5 pouces 11 lignes, du diamètre d'une ligne, s'étendant jusqu'à 6 pouces 8 lignes. Trois cautérisations suffirent; la dilatation dura un mois, tant à cause de quelques absences forcées que de petits voyages aux environs de Paris.

Quoique pendant un mois on aurait pu regarder ce malade comme parfaitement guéri, puisqu'il pouvait lui-même introduire facilement des bougies de 3 lignes et demie de diamètre jusque dans la vessie, il est à remarquer que la destruction de ce rétrécissement n'a rien changé aux envies fréquentes d'uriner. Ce phénomène, joint à une certaine diminution dans le jet des urines, m'a porté à reconnaître que la cause de ces accidens dépendait d'une très-légère altération de l'urètre à 9 lignes du col de la vessie, et, en effet, deux légères cautérisations dissipèrent presque totalement le mal. Néanmoins, les envies d'uriner redevinrent fréquentes, et, au moyen d'une sonde exploratrice de *trois lignes*, que j'ai fait séjourner en avant du col de la vessie, j'ai pu reconnaître que la cause de ce phénomène dépendait d'une petite éminence *d'une ligne de diamètre*, située à 9 lignes environ du col de la vessie. D'après cette idée, j'y fis une cautérisation assez forte pour qu'à la fin de mon opération mon porte-caustique en rapportât une bride dont la base avait également une ligne et demie d'étendue et donnait naissance à un filet de 9 lignes de longueur sur un quart de ligne de largeur, et dans l'intérieur duquel on remarquait distinctement un petit vaisseau sanguin, dont l'implantation avait été déchirée à l'extrémité voisine du col de la vessie, et qui avait fourni deux ou trois gouttes de sang.

Le malade conçut comme moi que je venais d'enlever la dernière cause de son incommodité. Un mois après, il vint m'assurer de sa guérison parfaite.

P. S. Cette observation fait présumer que les injections astringentes vineuses et peu aromatiques suffisent pour prédisposer à un rétrécissement de l'urètre.

CINQUIÈME OBSERVATION.

Rétrécissement de six lignes d'étendue. Guérison en deux cautérisations.

R. , âgé de 49 ans, employé des Contributions indirectes, éprouvait de la dysurie depuis quinze années lorsqu'il vint réclamer mes soins.

Après deux gonorrhées, qui se terminèrent assez promptement par un traitement méthodique sans injection quelconque, il avait été affecté, trois ans auparavant, d'une troisième blennorrhagie qui se prolongea trois à quatre mois, malgré des boissons délayantes, des pilules mercurielles et astringentes. Dès-lors ses souffrances ne firent qu'augmenter de jour en jour, ainsi que l'exiguité du jet de ses urines. Je trouvai l'urètre rétréci à un tiers de ligne de diamètre, l'engorgement disposé à saigner à 4 pouces 11 lignes du méat.

Quelques jours après, je fis la première cautérisation ; elle rendit déjà l'émission des urines plus facile. La deuxième, faite à 5 pouces 5 lignes, réussit encore mieux, et, dès le douzième jour du traitement, je pus introduire une bougie de 2 lignes et demie de diamètre dans la vessie.

La dilatation fut des plus heureuses : au vingt-quatrième jour du traitement, je fis passer une bougie de 4 lignes de diamètre jusque dans la vessie. Le malade en fit de même les jours suivans avec la plus grande facilité et confirma ainsi sa parfaite guérison.

SIXIÈME OBSERVATION.

Rétrécissement de dix-huit lignes de longueur guéri par quatorze cautérisations, malgré des voyages de douze lieues.

M. Lec... , demeurant rue du Faubourg-Montmartre, âgé de 36 ans, étant affecté de dysurie, vint me prier de le guérir d'après la méthode de Ducamp. Je lui trouvai un rétrécissement d'une ligne de diamètre à 6 pouces 6 lignes, s'étendant jusqu'à 8 pouces. Dans ce long intervalle, l'urètre n'avait pas plus d'une ligne de diamètre. Ce qui rend cette maladie plus remarquable, c'est qu'elle n'a exigé que quatorze cautérisations pour rendre au canal le diamètre de 3 lignes et demie jusqu'à la vessie en moins de 60 jours, et malgré un voyage d'une semaine et plusieurs courses à six lieues de la capitale.

SEPTIÈME OBSERVATION.

Rétrécissement de huit lignes de longueur, guéri en quatre cautérisations : catarrhe vésical, affection des reins très-améliorée en vingt-cinq jours de traitement, gangrène causée par le séjour d'une sonde d'argent dans l'urètre.

M. Létang, ex-professeur de l'Université, demeurant rue Coquillière, n.° 42, âgé de 57 ans, vint le 27 avril 1823, réclamer mes soins pour une maladie qui le réduisait au désespoir. En effet, il me raconta que depuis plus de quinze ans il souffrait fréquemment des reins et de la vessie ; que plusieurs fois ce dernier viscère avait été enflammé, et que souvent aussi il avait rendu du sable rougeâtre et de petits graviers. Comme il se plaignit aussi de n'uriner quelquefois que goutte à goutte, je jugeai nécessaire d'explorer l'urètre avec la sonde de Ducamp; celle-ci me fit reconnaître un rétrécissement à 6 p. 3 lignes, où l'urètre n'avait plus que 2 lignes, et ensuite une demi-ligne jusqu'à 7 pouces.

Quoique le malade rendît des urines mélangées de beaucoup de glaires, et qu'il réunît les autres signes du catarrhe de la vessie, je crus devoir lui proposer le traitement suivant : 1.° de diminuer l'âcreté de ses urines en buvant de l'orgeat ou de la limonade ; 2.º de cautériser les végétations de l'urètre pour redonner à ce canal son diamètre naturel, afin de favoriser la sortie des glaires ainsi que des graviers qui s'accumulaient dans la vessie.

Il ne me fut pas difficile de lui persuader que c'était là le meilleur moyen d'atténuer le catarrhe de la vessie dont il n'avait que trop la conviction. La première cautérisation eut lieu, le 29 avril, à 6 p. 3 lignes ; la quatrième, qui fut aussi la dernière, fut appliquée à 6 p. 9 lignes le 6 mai. Dès-lors l'endroit rétréci eut 2 lignes et demi de diamètre, puis 3 lignes, et enfin 3 lignes et demi au vingt-cinquième jour de traitement. Bien que le malade vît diminuer de jour en jour le sable et les glaires que contenaient ses urines ; que le sommeil fût rétabli, et que ses fonctions s'exécutassent mieux, le 3 juin, il vint se plaindre à moi qu'il urinait difficilement depuis la veille. Attribuant ce phénomène plutôt à la maladie de la vessie qu'à celle du canal excréteur, j'acquis la preuve de ma conjecture en lui passant, sans la moindre douleur, la même bougie dans la vessie. Je fis prendre six jours de repos, et le malade put ensuite se passer lui-même la bougie de 3 lignes et demi. La maladie de l'urètre pouvait donc être considérée comme guérie ; quoique la vessie, ni les reins ne l'étaient pas. L'expérience m'a confirmé depuis une vérité importante à publier : *c'est que la plupart des catarrhes de la vessie qui se sont developpés pendant la coarctation de l'urètre, ou à la suite de l'usage des sondes et des bougies, sont souvent curables après la cautérisation bien faite, voyez* ci-après, obs. 38.ᵉ M. Daclos; obs. 52, Brugière, avocat; obs. 59, de Sistig, musicien, demeurant à Paris.

Je ne laisserai pas échapper l'occasion d'éclaircir ici une question importante dans l'histoire de la cautérisation de l'urètre suivant la méthode de Ducamp.

L'ingratitude du malade ne lui ayant plus permis de réclamer mes soins pour une nouvelle dysurie, j'ignorai complètement ce qu'il était devenu depuis ma dernière consultation, jusqu'au moment où le docteur Hervé m'apprit (1) qu'il était entré à la Charité, le 15 juillet 1823, pour un catarrhe vésical.

» Que se plaignant de ne pouvoir uriner, on » lui avait mis une sonde d'argent sans rencontrer » d'obstacle dans le canal urinaire. Que cette sonde » était restée plusieurs jours dans la vessie, etc.

____

(1) C'était le 8 août 1823, quai Saint-Michel, n.º 25, à l'issue d'une séance d'organisation de la Société médicale, qui venait d'y établir ses réunions, et en présence de quatre ou cinq Médecins dont je désirerais me rappeler les noms.

(12)

» Et qu'à l'ouverture du cadavre, on avait re-
» connu dans l'urètre une escarrhe gangréneuse
» d'environ trois pouces de longueur ».

Imbu des injustes préventions de certains dé
tracteurs de la méthode de mon ami Ducamp,
le docteur Hervé, malgré de bonnes connaissances
anatomiques et physiologiques, était assez porté
à attribuer cette escarrhe *de 3 pouces de longueur*,
aux cautérisations que j'avais faites dans l'étendue
de 8 lignes seulement. Mais quand je voulus rapprocher les dates (1) de l'histoire de cette maladie intéressante, il fut dissuadé presque totalement de son erreur que je développai de la
manière suivante :

» Puisqu'une escarrhe n'a pu rester plus d'un
mois dans l'urètre sans se détacher, et que le
malade qui fait le sujet de cette observation n'est
réellement mort que *quatre-vingt-huit jours,*
après ma dernière cautérisation, il est raisonnable d'en chercher la cause ailleurs que dans
des opérations après lesquelles cette escarre tombe
quelquefois le deuxième jour, plus souvent le
troisième, rarement du quatrième au dixième ;
quoiqu'il y ait des exceptions très-rares soit au-
dessous, soit au-dessus de cés mêmes nombres.

---

(1) Ce malade enregistré sous le N.º 2190, salle Saint-Au-
gustin, n.º 12, était mort le 4 août de la même année.

» Puisque jamais je n'ai vu le caustique employé d'après les principes de D..., agir *au-delà du point où je l'applique*, il serait absurde de prétendre, qu'ayant borné les 4 cautérisations à l'espace de 8 à 9 lignes, elles eussent produit une escarrhe de cette nature, mais *surtout de cette étendue*.

» La sonde ayant passé dans la vessie, il est évident que mes cautérisations avaient bien détruit les végétations qui obstruaient le canal précédemment, chose déja prouvée par le passage des bougies de 3 lignes et demi, et de 3 lignes pendant la convalescence. La sonde a donc été placée à demeure dans l'urètre obstrué simplement par une inflammation devenue aiguë. C'est un grand tort de l'y avoir laissé séjourner, car c'est à cette irritation prolongée qu'il conviendrait de rapporter les accidens qui ont fait mourir prématurément. Chez un vieillard surtout, la compression qu'a exercée trop long-temps sa tige ordinairement mal adaptée à la courbure de l'urètre, a dû faire gangréner sa membrane interne, comme la peau enflammée se gangrène en un jour ou deux, lors même qu'elle est médiocrement comprimée par un corps solide.

Il est donc démontré par la seule considération de l'ancienneté et du peu d'étendue des cautérisations, que la pression de la sonde a été la cause et de la gangrène qu'on a trouvée dans l'urètre, et des autres accidens qui ont amené la mort d'un malade dont la santé s'était sensiblement améliorée pendant le traitement que je lui fis ; puisque les reins sécrétaient moins de sable rougeâtre, que l'urètre le transportait plus facilement au dehors, et que les autres fonctions se faisaient mieux depuis l'élargissement de ce canal.»

HUITIÈME OBSERVATION.

Rétrécissement de neuf lignes d'étendue, compliqué de blennorrhée, guéri par trois cautérisations et mes bougies médicamenteuses.

John Delancey, anglais de nation, âgé de 27 ans, avait depuis plus de deux ans une blennorrhée qui tachait beaucoup son linge, quoiqu'elle ne fût pas contagieuse. Cette maladie n'avait pu être guérie par plusieurs Chirurgiens anglais qui avaient employé des injections astringentes auxquelles il attribuait le rétrécissement de l'urètre qui, en effet, s'était manifesté peu de temps après leur usage. Il avait en outre un gonflement de l'extrémité du gland qui rendait difficile et très-douloureuse l'introduction des instrumens nécessaires pour bien explorer son canal.

Après avoir parcouru divers points doulou-

reux, une sonde exploratrice de 2 lignes de diamètre indiqua à 7 pouces un rétrécissement qui ,
à 7 pouces 6 lignes, réduisait le canal à une ligne de diamètre. Le canal était situé à gauche.
A l'aide du conducteur de Ducamp, je parvins
à le traverser avec mes bougies médicamenteuses. Quatre jours de leur usage suffirent pour
rendre l'émission des urines plus facile et moins
douloureuse, et diminuer l'abondance de l'é-
coulement. Le 21 juin, je pratiquai la première
cautérisation ; elle eut un effet ravissant pour le
malade. La deuxième fut faite le 24, et la troisième le 28 du même mois, toujours avec le
même succès. Dix jours après, la dilatation de
l'urètre fut portée à 3 lignes, ensuite à 3 lignes
et demie, diamètre naturel du canal, d'ailleurs
indolent et souple dans toute son étendue :
avantages que le malade reconnaissant se pro-
posait de proclamer bientôt à l'Isle Sainte-Ma-
rie, en honneur de la méthode de Ducamp.

NEUVIÈME OBSERVATION.

*Imperforation singulière de l'urètre. Avantage de
la sonde exploratrice de Ducamp pour diriger la
bougie armée. Guérison merveilleuse en moins
d'un mois.*

Cette observation nous a paru trop intéressante pour que nous privions les lecteurs de tous les détails que l'auteur y a tracés de sa main.

Cause présumée de l'obstacle.

Il y a quatre ans que je fis une maladie de vessie qui faillit me mettre au tombeau ; les matières épaisses et glaireuses mêlées de sang, que j'évacuais avec mes urines, ne me laissèrent aucun doute que ma maladie n'ait été occasionnée par la suppression des hémorrhoïdes, qui disparurent deux ou trois mois avant ma maladie.

Pendant ma convalescence, je m'aperçus que, chez moi, le canal de l'urètre se rétrécissait de jour en jour : j'en témoignai de l'inquiétude au médecin qui m'avait traité. Pour éviter que ce canal ne se fermât tout-à-fait, mon médecin me donna une demi-douzaine de morceaux de bougie, d'une forme conique et de 4 pouces et demi à 5 pouces de longueur. Après avoir, suivant l'avis du médecin, introduit petit-à-petit dans le canal le morceau de bougie le plus mince, j'y introduisis quelques jours après, le suivant d'une dimension un peu plus forte, puis au bout de quelques jours encore le troisième morceau plus fort que le deuxième, ainsi de suite jusqu'au plus gros de ces morceaux ; en-sorte que je parvins, après 20 à 25 jours, à

donner au canal dans l'étendue de quatre pouces et demi à cinq pouces (longueur des
morceaux de bougie), sa dimension presque
naturelle.

Plus de trois ans se passèrent dans cet état de
choses ; pendant ce temps j'urinais avec plus ou
moins de difficultés. Lorsque ces difficultés augmentaient, j'avais toujours recours à ces bougies, mais je ne tardai pas à reconnaître que
leur effet loin de me soulager ne faisait qu'augmenter mon mal. Enfin, le 30 juillet 1822, je
fus atteint d'une rétention complète des plus
longues et des plus douloureuses. Un jeune médecin (qui est aussi opérateur distingué), que
je fis appeler, essaya de me sonder. La sonde
rencontra, à cinq pouces du méat, un obstacle
qu'elle ne put franchir. Cette distance était précisément celle qu'atteignaient les funestes morceaux
de bougies dont je m'étais servi. L'explorateur
essaya alors de faire pénétrer à travers l'obstacle une bougie de la plus petite dimension ; ce
fut inutilement. Le rétrécissement était tel que
l'instrument le plus effilé ne put le franchir. On
se borna dès-lors à faire usage de tous les cal-
mans propres à diminuer mes horribles souffrances. Après six semaines je me sentis assez
bien pour aller et venir, mais ce mieux dans
ma situation ne dura que jusqu'au 2 janvier

dernier ; à cette époque, nouvelles et fréquentes rétentions jusqu'à mon départ pour Paris.

JOURNAL.

Le 11 avril 1823, départ de Metz pour me rendre à Paris.

Le 12, Arrivée à Châlons ; un commencement de rétention me force d'y séjourner pour prendre un bain, etc.

Le 13, départ de Châlons ;

Le 14, arrivée à Paris ; visite à M. Nicod ; il m'explore le canal et n'y trouve aucune trace de l'ouverture de l'obstacle (1). Attribuant cette circonstance au gonflement de la partie occasionné par la fatigue du voyage, il me conseilla de prendre un bain : y étant, j'éprouvai de fréquens besoins d'uriner sans pouvoir satisfaire à aucun : rendu chez moi, j'endurai pendant sept heures tous les tourmens d'une rétention complète. M. Nicod, que j'en avais fait informer, vint me voir et me délivra de ma crise en me faisant appliquer douze sangsues, des fomentations, etc.

Le 17, nouvelle exploration du canal aussi infructueuse que la première (2), nouvelle réten-

----

(1) *Voyez* pl. 1., fig. 1.re — Et l'explication.
(1) *Voyez* fig. 2.

tion ; mêmes moyens pour en abréger la durée : elle ne dura que cinq heures.

Le 19, même opération, mais je fus exempt cette fois de la crise.

Le 20, je me levai à midi ; bientôt de fréquens besoins d'uriner, auxquels je ne pus satisfaire que goutte à goutte, me forcèrent à me remettre au lit. J'éprouvai pour cette fois une rétention complète qui ne dura que trois heures, sans avoir fait usage de sangsues.

Le 22, je me transportai chez M. Nicod, qui prit une nouvelle empreinte de l'obstacle ; elle était parfaitement lisse, sans aucun indice de passage des urines. (*Voy. fig.* 3).

Le 25, même opération et même résultat; le défaut de renseignemens détermine M. Nicod à construire un instrument à mon usage qui, au lieu de contenir le caustique dans une rainure de côté, le portait à l'extremité, au moyen d'une canule.

Le 27 avril 1823, première et très-légère application du caustique ; à midi, rétention complète depuis neuf heures du soir jusqu'à trois heures du matin (1) ; troisième application des

---

(1) C'est ici le cas de faire remarquer que la rétention d'urine complète qui revenait deux fois la semaine depuis plus d'un

sangsues, dont l'effet abrégea et diminua mes souffrances.

Le 29, deuxième introduction de la canule armée que M. Nicod avait faite pour mon usage ; elle atteignit l'ouverture de l'obstacle, d'où s'ensuivit l'agrandissement immédiat de cette ouverture, l'augmentation du jet des urines, et, ce qui n'était pas arrivé depuis neuf mois, la vessie se vida entièrement en moins d'une minute, au lieu de dix minutes qu'il lui fallait auparavant pour ne se débarrasser que d'une partie des urines qu'elle contenait. Avant cet heureux instant, je demeurais rarement deux heures sans avoir besoin d'épancher de l'eau, et, à partir du 29 avril, je n'urinai plus qu'à sept ou huit heures d'intervalle et je passai toujours de bonnes nuits; en un mot, je sentis que j'étais sauvé.

Le 30, mieux sensible dans ma situation, retour des forces et de l'appétit que j'avais perdu depuis long-temps.

Le 1.er mai, *nouvelle empreinte*, (*V. fig.* 4.) Les deux cautérisations avec la bougie avaient été si bien dirigées qu'elles avaient produit trois

---

mois, a duré moins après la première cautérisation qu'auparavant. Quelle plus belle preuve que la cautérisation bien faite n'augmente pas les accidens de la maladie. *Voy. Obs.* 38.

lignes de canal, d'environ deux lignes de diamètre, circonstance qui permit de faire la troisième application du caustique, au moyen du porte-caustique inventé par Ducamp. Les progrès de l'heureux effet deviennent étonnans ; le jet des urines est déjà de grosseur naturelle.

Le 3, *nouvelle empreinte*, (*V*. fig. 5.) Quatrième cautérisation, agrandissement du passage. (*V*. fig. 6, l'escarrhe en place le deuxième jour).

Le 6, cinquième et dernière application du caustique, destruction complète de l'obstacle, sonde exploratrice dans la vessie *(fig. 8)*.

Du 8 au 15, introduction d'une bougie de 3 lignes de diamètre, les premiers jours par l'opérateur, les jours suivans par moi-même, ainsi qu'une autre bougie de 3 lignes et demie.

Le 18. Je partirai demain de Paris en parfaite santé, le cœur joyeux et pénétré de reconnaissance envers l'homme habile et estimable qui m'a sauvé de la position désespérée où je me trouvais et qui m'a affranchi des douleurs atroces auxquelles j'étais en proie depuis long-temps.

Paris, le 18 mai 1823.

Signé FAUCONNIER.

DIXIÈME OBSERVATION.

Rétrécissement de 14 lignes de longueur, guéri par six cautérisations ; des dartres et la syphilis cau-sent la phthisie pulmonaire.

M. A., âgé de 50 ans, demeurant départe-ment de l'Eure, n'eut jamais d'autre maladie vé-nérienne qu'une blennorrhagie, il y a vingt-cinq ans, qui fut d'abord traitée par des boissons ra-fraîchissantes, et ensuite par des pilules de Mi-tié, dont il ne prit qu'une boîte. Quoique l'écoulement avait été accompagné de la cour-bure du pénis, qui caractérise les blennorrha-gies graves, néanmoins elle fut complétement guérie et ne reparut plus. Il est peut-être bon de remarquer que de quinze à vingt ans, A. eut des dartres sur les membres supérieurs et le tronc. Vers l'âge de 30 à 40 ans, il s'est plutôt affaibli que fortifié. Il a souffert depuis dix années de de la poitrine sans éprouver d'affections catar-rhales fébriles, ni de cette région, ni du ventre, si ce n'est depuis l'hiver dernier.

Le 1.er mai 1821, le testicule gauche s'engor-gea par une inflammation aiguë, fut traité sans succès par des sangsues et des cataplasmes, sup-pura au bout de six mois et continua à suppurer jusqu'en 1823.

(23)

La plaie, devenue fistuleuse, se ferma; le testicule et surtout l'épididyme s'engorgèrent de
nouveau.

C'est dans cet état qu'il vint me consulter le
30 mai. Je reconnus que l'épididyme des deux
côtés était engorgé et le testicule droit en suppuration. Le malade se plaignait surtout de douleurs dans la région de la vessie et d'une très-
grande difficulté d'uriner. J'explorai son urètre
avec la sonde de Ducamp, qui s'arrêta à 5 pouces
5 lignes, et qui me présenta un cône applati de
2 lignes à sa base, d'une ligne à son sommet
aussi applati; dans un des côtés, une espèce de
filet d'un tiers de ligne d'épaisseur et de 3 lignes
de long, séparé par un vide distinct, mais de la
plus petite étendue. (*Voyez* pl. 1, fig. 9 ; indice
de bride).

Le malade sentant la nécessité de détruire cet
obstacle à l'émission des urines, m'engagea de
commencer son traitement. Il fut cautérisé six
fois jusqu'au 16 juin pour un rétrécissement
d'un pouce 2 lignes d'étendue; la dilatation du
canal ne put s'étendre qu'à 3 lignes et demie,
mais elle fut si prompte que, cinq jours après
la dernière cautérisation, une bougie à ventre de
cette même dimension parcourut tous les points
du canal avec une si grande facilité, qu'on aurait
pu déjà considérer la guérison de l'urètre comme
complète.

Le testicule droit était un peu dégorgé et le
~auche beaucoup plus. Je les fis couvrir d'un
~mplâtre de vigo et de ciguë, à parties égales,
~ secondai ce moyen par des frictions mercu-
~ ~lles, qui eurent assez de succès pour que, le
~ juillet, le testicule droit eût repris son état na-
~~rel, tandis que le gauche s'était atrophié en en-
~~r ainsi que l'épididyme du même côté. Après
~voir éprouvé une fièvre muqueuse, le malade
~~i~ta la capitale, présentant des prodrômes de
~~thisie pulmonaire.

ONZIÈME OBSERVATION.

~~ trécissement d'un pouce d'étendue, guéri par trois
cautérisations, en 20 jours.

M. C...., officier en activité, âgé de 29 ans,
~ ~eurant boulevard Poissonnière, après plu-
~ ~rs gonorrhées, dont la dernière fut longue
~~ se termina l'hiver dernier, éprouva des diffi-
cu~tés d'uriner plus gênantes que celles qu'il
~vait ressenties depuis un an. Un testicule s'en-
~orgea et guérit facilement. Quelques bougies
élargirent momentanément le canal qui commençait à s'obstruer progressivement. Dans la
crainte de voir son mal augmenter, comme il
en avait eu des exemples sous les yeux, il vint,
le 4 mars 1824, me prier de le guérir par la mé-

thode de Duçamp. Je lui trouvai un rétrécissement à 5 pouces 10 lignes du méat urinaire,
formant un cône jusqu'à 6 pouces 8 lignes,
dont la pointe, recourbée en haut, n'avait
qu'une ligne et quart de diamètre. L'étendue de
ce rétrécissement était d'un pouce, sa guérison
n'a exigé que trois cautérisations. Le vingtième
jour du traitement, le canal admettait, dans
toute son étendue, une bougie de 3 lignes et
demie. Quelques jours après, une petite quantité de vin pur suffit pour la rendre moins facile.
Le 2 avril, il put reprendre la même bougie et
s'en servir lui-même les jours suivans pour terminer sa convalescence.

Le malade m'a confirmé sa guérison parfaite
plusieurs mois après.

DOUZIÈME OBSERVATION.

*Rétrécissement commençant, guéri par une cautéri-
sation et mes bougies médicamenteuses.*

M. Hubeaux, bottier, âgé de 35 ans, demeurant rue du Four, n.° 32, vint me consulter le
17 novembre 1823, pour des douleurs dans
l'urètre et la vessie. Il m'apprit qu'il rendait du
sable rouge et éprouvait des cuissons au bout
de la verge ; une sonde exploratrice de deux
lignes rencontra plusieurs points douloureux

jusqu'à 7 pouces et passa néamoins dans la vessie; une deuxième sonde de 3 lignes s'applatit à 7 pouces et me fit reconnaître un rétrécissement de 8 lignes d'étendue. Dans la crainte que ce ne fût pas là la principale cause de la maladie, je le sondai avec une sonde d'argent pour m'assurer qu'il n'existait pas de calcul dans la vessie. Je n'y trouvai qu'une sensibilité assez vive, analogue à celle de l'urètre. Je me déterminai donc à détruire les végétations de sa membrane interne. Une seule cautérisation suffit pour les réprimer presqu'entièrement. Le 21, une sonde de 2 lignes passa dans la vessie et ne présenta que de très-légères dépressions. Je supprimai la cautérisation que je me proposais de faire, pour essayer mes bougies médicamenteuses, dont le malade fit usage pendant cinq jours avec un soulagement tel, qu'une bougie à ventre, métallique, de 3 lignes de diamètre, passa facilement dans la vessie.

Le 2 décembre, au moment où l'on croyait pouvoir regarder la convalescence comme certaine, une sonde exploratrice de 3 lignes éprouva de légers frottemens en passant à 7 pouces et en revenant de la vessie, de sorte qu'il n'était pas possible de croire que c'était là la cause des douleurs que le malade éprouvait en finissant d'uriner. En effet, ces accidens étaient causés par une inflammation des muscles lombaires, accompagnée de fièvre. Cette seconde maladie étant dissipée le 22 décembre, la sonde exploratrice de 3 lignes ne trouva plus rien de maladif dans tout le trajet de l'urètre.

Au mois de mai suivant j'ai vérifié la guérison.

TREIZIÈME OBSERVATION.

Rétrécissement récent facile à guérir.

M. B... âgé de 54 ans, employé dans un ministère, commençant à éprouver de la difficulté pour uriner, et s'étant aperçu que le jet était diminué de grosseur, vint me consulter le 14 août 1823. Je lui reconnus à 7 pouces un rétrécissement de 2 lignes; je le cautérisai le même jour, ainsi que le 17 et le 20. Cette dernière cautérisation fut faite à 7 pouces 9 lignes. Le 23, une sonde exploratrice de 3 lignes passa librement jusque dans la vessie; elle fut remplacée par une bougie à ventre de même diamètre, ainsi que le 25. Le 26, le malade put l'introduire lui-même. Le 28, je la remplaçai par une bougie de 3 lignes et demie; le 29, par une de 4 lignes. De sorte que le 31 août cette dernière fut introduite facilement par le malade, dont la guérison était d'autant plus parfaite que le léger écoulement qui l'inquiétait avant de se faire traiter

avait déjà cessé avant l'usage journalier des bougies.

Jusqu'au moment où j'écris son contentement
ne s'est point altéré.

QUATORZIÈME OBSERVATION.

*Rétrécissement au premier degré. Déjà traité par
Ducamp, sur un ami de ce malade.*

M. D. L. R... officier supérieur en activité de
service, était incommodé depuis plusieurs années
d'un suintement léger qui tachait habituellement
son linge ; le jet de ses urines était devenu plus
mince et souvent irrégulier. Je trouvai à 6 pouces
3 lignes un léger bourrelet où s'arrêta aussi
le porte-caustique ordinaire de Ducamp. Une
deuxième cautérisation devint nécessaire à 7 p. ;
une troisième à 7 pouces 5 lignes. Le jet des
urines fut promptement rétabli ; après quoi le
malade put faire usage de bougies de 3 lignes et
de 3 lignes et demie, et continua d'uriner naturellement. Son traitement, qui ne dura que quinze
jours, fut suivi d'une convalescence beaucoup
plus longue. Ce malade conserva une partie de
l'écoulement qui eût certainement cessé, si un
service actif, l'exercice du cheval et d'autres
plaisirs n'eussent beaucoup contribué à le prolonger.

Si son ingratitude n'eût pas mis fin à l'intérêt que sa santé m'avait inspiré, je lui eusse fait part d'une découverte que depuis j'ai fait tourner au profit de plusieurs autres malades, même dans des cas plus graves que celui qui fait le sujet de cette observation.

QUINZIÈME OBSERVATION.

Rétrécissement d'un pouce 10 *lignes, guéri par sept cautérisations, en* 33 *jours.*

M. Bascan, âgé de 38 ans, demeurant à Paris, après avoir éprouvé de temps en temps une assez forte dysurie pendant cinq à six mois, à la suite de six ou sept blennhorrhagies, dont une dura trois mois malgré un traitement assez méthodique, vint me consulter sur la cause de ses souffrances qu'il rapportait en partie à *une balle restée dans l'abdomen.* Je lui trouvai un rétrécissement de l'urètre à 5 pouces 6 lignes, ayant une ligne deux tiers de diamètre à son entrée, et une ligne au centre. Ce rétrécissement avait 22 lignes d'étendue et n'exigea néanmoins que sept cautérisations, qui furent pratiquées du 22 septembre au 12 octobre 1823. La dilatation fut rapide et fut portée à l'état naturel le 25 du même mois. Cette observation prouve le grand succès de la cautérisation quand les malades n'ont fait usage ni de sondes, ni de bougies.

Depuis près d'un an le malade ne cesse d'être ravi de sa parfaite guérison.

SEIZIÈME OBSERVATION.

Rétrécissement compliqué de fistules urinaires.

Dubois, âgé de 55 ans, né à Auxonne, déparment de la Côte-d'Or, me fut recommandé, le 21 août 1823, sur l'indication des médecins, par l'administrateur et le commissaire du bureau de charité du onzième Arrondissement, pour le traiter d'une rétention d'urine compliquée de fistules urinaires DEPUIS TROIS ANS. Je reconnus que la cause de cette maladie était un rétrécissement de l'urètre situé à 6 pouces, n'ayant qu'une demi-ligne de diamètre et s'étendant à 6 pouces 5 lignes. Trois cautérisations suffirent pour rétablir le cours de l'urine à l'état naturel.

Le 10 septembre les fistules furent fermées sans retour, et le 22 sa guérison fut parfaite.

Le premier janvier 1825, il m'arrêta dans la rue pour m'en remercier de nouveau et m'apprendre qu'il demeurait actuellement rue Guénégaud, n.° 19.

DIX-SEPTIÈME OBSERVATION.

Guérison prodigieuse.

L..., âgé de 50 ans, entrepreneur de bâtimens, demeurant à Paris, éprouvait depuis plusieurs années des difficultés d'uriner et beaucoup de diminution dans le jet des urines. Rassuré sur son état par la lecture du Traité de Ducamp, il vint le 27 septembre 1823 me trouver avec confiance et me prier de le guérir. Je reconnus un rétrécissement qui s'étendait de 6 pouces à 7 pouces 8 lignes et n'ayant qu'une ligne de diamètre. Dès la première cautérisation les urines coulèrent facilement et presque sans douleurs ; à la deuxième, le jet fut augmenté et la douleur totalement dissipée. Les trois autres cautérisations terminèrent la cure. La dilatation du canal fut rapide : le 28 octobre une bougie à ventre, métallique, de 3 lignes et demie de diamètre, passa dans la vessie plus facilement qu'une bougie emplastique de même diamètre ; le malade en fit encore usage de temps en temps pendant le mois de novembre, et en décembre vint me confirmer de nouveau sa parfaite guérison.

DIX-HUITIÈME OBSERVATION.

Rétrécissement à trois lignes du col de la vessie, compliqué d'une légère affection de la prostate, guéri en vingt-deux jours par une seule cautérisation et mes bougies médicamenteuses.

Delan..., Hollandais, vint me consulter, le 13

septembre 1823, et m'apprit qu'à l'âge de 21 ans, un petit ulcère situé sous le gland fut traité par le mercure à l'intérieur pendant six semaines. À 26 ans, il eut un écoulement, d'abord bénin et très-peu abondant *pendant quatre mois*, ensuite très-abondant et accompagné d'une forte irritation pendant 3 ou 4 mois ; après quoi il diminua par degrés, sans jamais cesser complètement. Cet écoulement fut traité par les bains, les boissons rafraîchissantes et des pilules savonneuses ; puis par le mercure toujours pris intérieurement, et enfin par le baume de Copahu et des injections de toutes espèces. Le tout a duré près de deux ans ; c'est aussi depuis cette époque qu'il a éprouvé par intervalles un sentiment de pesanteur dans les bourses et au périné, et qu'il s'aperçut de la diminution du jet des urines. À 33 ans, il eut un écoulement très-abondant, quelquefois sanguinolent et accompagné de vives douleurs. Ce dernier dura pendant deux mois, fut traité par les bains, les boissons rafraîchissantes et des pilules de savon, ainsi que par quinze sangsues au périnée pendant l'accroissement du mal ; enfin on employa pour arrêter l'écoulement le baume de Copahu et des injections d'eau ferrée qu'on fut obligé de supprimer parce qu'elles augmentaient les difficultés d'uriner. Pendant sa convalescence, il rendit plusieurs fois du sang

par la verge , ce qui nécessita une nouvelle application de sangsues. Quelque temps après il
commença à se servir de bougies emplastiques ,
mais comme elles irritaient trop le canal , il les
remplaça par des bougies de gomme élastique
qui le firent moins souffrir.

Environ un an après, il eut un écoulement sans
douleurs et peu abondant qui dura trois ou
quatre semaines. Il n'est pas invraisemblable qu'il
eût été occasionné par les bougies alors en usage;
néanmoins on le traita par les bains, les émolliens, et toujours par le baume de Copahu.
Après chacun de ces traitemens, l'écoulement
revenait tel qu'il était au commencement de sa
première gonorrhée.

C'est dans cet état que je lui trouvai un rétrécissement à 7 pouces, ayant 3 lignes d'étendue.
Le canal était réduit à 2 lignes; une seule cautérisation a suffi pour détruire cet obstacle, et
faire cesser la plupart des douleurs. Dans la suite
mes bougies médicamenteuses firent totalement
disparaître celles qui occupaient divers autres
points enflammés de l'urètre, ainsi que les dé-
mangeaisons que le malade éprouvait dans ce
canal; ensorte que la guérison fut complète
le 30 septembre; huit jours après, elle fut confirmée par la facilité d'introduire une bougie à

ventre, métallique, de 3 lignes et demie jusque dans la vessie.

La guérison a été confirmée à la fin de novembre 1824, c'est-à-dire, plus d'un an après le traitement. Quel plus bel exemple de l'efficacité de la cautérisation bien faite, et de mes bougies médicamenteuses contre, une maladie fort ancienne !

DIX-NEUVIÈME OBSERVATION.

Rétrécissement très-dur, de seize lignes d'étendue, guéri par trente cautérisations. Négligence fâcheuse à l'époque de la dilatation ; récidive dans un lieu qui n'avait pas été cautérisé. Cure radicale, phénomène de contractilité de l'urètre.

M. Des... demeurant à Paris, âgé de 46 ans, éprouvait depuis nombre d'années les symptômes communs à un rétrécissement de l'urètre, lorsqu'il vint me consulter, le 25 avril 1823. L'usage fréquent de bougies graduées l'avait soulagé quelquefois, mais jamais guéri. Je lui reconnus un rétrécissement qui s'étendait de 4 pouces 8 lignes à 6 pouces, et réduisait le canal à deux tiers de ligne de diamètre. La dureté de ce rétrécissement serait propre à caractériser un genre particulier ; trente cautérisations furent nécessaires pour triompher de cette maladie, qui, en raison des occupations journalières du malade, exigea trois mois et demi de traitement, au bout duquel une bougie de 3 lignes et demie était facilement mise en usage soit par moi, soit par le malade. Cet état aurait pu passer aux yeux de beaucoup de médecins pour une guérison parfaite, mais dans l'intérêt de la science et des malades, qui seraient portés à l'imiter, il est bon de faire remarquer que M. Des..., au lieu de prolonger suffisamment l'usage des bougies, comme je le lui avais recommandé, le cessa complètement pendant un séjour de trois mois à la campagne, et trois mois et demi après son retour dans la capitale.

Le 9 mars 1824, en explorant l'urètre, je trouvai à 7 pouces, lieu où les bougies de 3 lignes faisaient éprouver de la douleur et un certain frottement, une légère végétation que je cautérisai une seule fois. Quatre jours après, le malade présentant les mêmes phénomènes à 6 pouces 3 lignes, j'employai le même remède avec le même succès. Au commencement de la semaine suivante, M. Des... pouvait passer lui-même une bougie de 3 lignes jusque dans la vessie, sans gêne ni douleur. Cette espèce de récidive, lors même qu'on ne voudrait pas l'attribuer à la négligence du malade à l'époque de la dilatation, n'en serait pas moins une preuve de l'efficacité

3..

absolue de la méthode de Ducamp, quand elle est bien employée; puisque les deux dernières cautérisations ont été faites *dans des lieux diffé-rens* de tous ceux frappés auparavant par le caustique, et que le développement de ces nouvelles végétations n'a pas eu lieu sur des endroits précédemment cautérisés.

Nota. Pour fournir une nouvelle preuve de la faculté contractile de l'urètre dans toutes autres circonstances que l'exercice ordinaire des fonctions naturelles, et prévenir autant qu'il est en moi, les erreurs de ceux qui se livreraient à la cautérisation de l'urètre sans le jugement et l'expérience nécessaires pour agir avec cette précision qu'elle réclame, je vais détailler ici un phénomène que me présenta ce malade après la vingt-quatrième cautérisation. Le malade urinait de mieux en mieux en formant un jet assez gros. Je pris une empreinte qui formait à 5 pouces 6 lig. un cône court, dont les deux dernières lignes n'avaient qu'un tiers de ligne de diamètre. Inquiet de trouver la pointe si petite (*Voyez* pl. I.re, fig. 9.), je voulus savoir quelle résis-tance une bougie fine rencontrerait, j'en fis d'abord pénétrer une d'une demi-ligne de diamètre; elle me parut serrée. Je la remplaçai aussitôt par une d'une ligne qui passa aussi facilement dans la vessie; puis la deuxième, par une troisième d'une ligne et demie, qui, après une légère résistance, fut enfoncée également. Dès-lors je pratiquai la vingt-cinquième cautérisation, et fis entrevoir au malade sa prochaine guérison.

VINGTIÈME OBSERVATION.

Rétrécissement de seize lignes d'étendue, guéri par cinq cautérisations en quarante jours. Excès de fatigue; refroidissement; néphrite aiguë; propagation de l'inflammation dans toutes les voies urinaires; mort.

M. M... Imprimeur, âgé de 53 ans, était malade depuis dix ans, lorsqu'il vint me consulter; il m'apprit qu'après avoir été tourmenté de douleurs dans la région de la vessie, dans les reins et dans la verge, il avait éprouvé, trois ans auparavant, une rétention d'urine complète. Que dès-lors le jet des urines avait diminué progressivement; et qu'en même temps les douleurs dans les reins avaient augmenté; qu'en outre il avait été assujetti à de fréquentes irruptions d'hémorrhoïdes.

Lui ayant trouvé à 6 pouces 8 lignes un rétrécissement d'une ligne et demie de diamètre, et à 7 pouces 6 lignes, seulement d'une ligne, je me rendis facilement compte de toutes ses douleurs. Cinq cautérisations pratiquées du 5 novembre au 16 décembre suffirent pour rendre au canal le diamètre nécessaire pour que la dilatation ait pu compléter sa guérison jusqu'au 29 décembre, époque où une sonde exploratrice de 3 lignes, prouva que le col de la vessie était lisse et ne participait pas à la végétation qu'avait détruite la dernière cautérisation dans les trois dernières lignes du canal.

Le 7 janvier suivant, après huit jours de repos, le malade n'éprouvait plus qu'un peu de sensibilité au col de la vessie lors de l'émission des urines. Se trouvant assez bien pour faire connaître Paris à un de ses parens, il fit avec lui des marches forcées pendant plusieurs jours, fut saisi par le froid, éprouva bientôt de la dysurie et de fréquentes envies d'uriner, dépendantes de l'âcreté des urines qui étaient rougeâtres et très-rares, plutôt que d'une véritable rétention d'urine comme le malade se le persuadait. Des douleurs *dans les reins*, très-vives, s'accompagnèrent d'une fièvre ardente qui me parut réellement en dépendre; parce que la vessie n'était pas distendue, que d'ailleurs la sonde introduite dans la vessie à différentes heures de la journée, ne donna chaque fois que très-peu d'urine. Cette dernière prit successivement différentes nuances rougeâtres et jaunâtres pour arriver à celle du pus. Trois jours de *suppression* d'urine presque complète, une soif ardente et des douleurs de reins de plus en plus aiguës, la sécheresse de la langue et la rougeur de ses bords, ainsi que des douleurs dans la région hypogastrique et dans toute la longueur de l'urètre me persuadèrent bientôt qu'une inflammation générale des voies urinaires ne tarderait pas à faire périr celui qu i était sur le point de recouvrer la santé dans quelques jours, si toutefois il n'avait pas dans la vessie un calcul que nous avions des raisons de soupçonner.

Malheureusement pour la science, les visites que je fus obligé de lui faire matin et soir, par un temps froid et humide, à une grande distance de ma demeure, me rendirent malade moi-même au point de ne pouvoir lui continuer mes soins les deux derniers jours de sa vie, et m'ôtèrent la faculté de solliciter et de faire l'autopsie.

VINGT-UNIÈME OBSERVATION.

Rétrécissement de quinze lignes d'étendue, cautérisé avec succès pendant le cours d'une phthisie pulmonaire au dernier degré. Angoisses de la mort palliées par trois cautérisations.

M. A..., âgé d'environ 45 ans, rue de l'Échiquier à Paris, ayant appris que je traitais avec un succès étonnant le sujet de l'observation suivante, vint me consulter, le 11 avril 1823, pour une très-grande difficulté d'uriner. Il toussait

habituellement, et réunissait à une grande délicatesse physique et morale, tous les symptômes
d'une phthisie pulmonaire. Dès l'âge de quinze
ans il avait éprouvé souvent des crachemens de
sang, et depuis quelques années il avait eu divers *catarrhes pulmonaires*, et surtout des rétentions d'urine incomplètes que les bougies avaient
quelquefois dissipées.

Je lui trouvai un rétrécissement de l'urètre
qui s'étendait de 5 pouces à 6 pouces 3 lignes,
et n'avait qu'une ligne et demie de diamètre ; la
pointe représentait assez bien une tête de capucin
affublée. Une première cautérisation facilita un
peu l'émission de l'urine ; la deuxième fut pratiquée le 14 avril, à 5 pouces 9 lignes ; elle procura au canal 3 lignes de diamètre. Le malade
était très-content de mes soins ; mais non pas de
la faiblesse et de l'irritation de sa poitrine. Il
m'écrivit le 24 de conserver ses empreintes et
qu'il reviendrait bientôt achever le traitement
qui l'avait déja soulagé. Mais son absence fut
plus longue qu'il ne s'y attendait. Un nouvel accès
de sa phthisie, une abondante hémoptysie le re-
tinrent au lit pendant deux mois. Son médecin
ordinaire (M. Nauche) ne croyant pas possible
de soumettre ce malade à de nouvelles cautérisations, l'exhorta à la patience en attendant un
rétablissement qui ne pouvait plus avoir lieu. La

maladie du poumon fit chaque jour de nouveaux progrès, ainsi que le rétrécissement qui n'avait point été complètement détruit; la dysurie devint même si douloureuse que le malade força ses parens à me faire appeler près de lui. La confiance entière dans la méthode de Ducamp, et mon vif desir de soulager des douleurs qui étaient redevenues cruelles, triomphèrent de toutes les craintes des parens et du médecin ordinaire. Il me fallut néanmoins trois cautérisations pour reproduire autant de soulagement que les deux premières en avait procuré. Le 25 juin il urinait sans douleur et à gros jet; le 28 il desirait encore que je complétasse mon traitement. Je fis la cinquième cautérisation à 6 pouces 3 lignes, parce que jamais aucune de mes opérations n'avait ajouté aucun symptôme à la maladie qui devait terminer la vie le 30 juin.

Ainsi l'exigeance d'un malade au lit de la mort, la reconnaissance de ses parens pour le soulagement que je lui avais procuré, prouvent d'une manière flatteuse pour moi et honorable pour Ducamp, que *la cautérisation de l'urètre est encore bonne dans les complications des maladies les plus graves.*

VINGT-DEUXIÈME OBSERVATION.

Rétrécissement de 2 pouces 3 lignes d'étendue ; canal réduit à un tiers de ligne dans l'espace de 16 lignes ; guéri par 15 cautérisations, dont la dernière fut remarquable par sa précision. Exemple du bride filiforme. Confirmation du testament de Ducamp.

M. E...., âgé de 48 ans, demeurant à Niort, d'un tempérament lymphatique, était affecté depuis six ans, d'une toux opiniâtre qui lui avait occasionné une double hernie inguinale. Il avait ressenti quelques atteintes d'hémorroïdes, auxquelles on rapportait la difficulté d'uriner qu'il éprouvait depuis quelques années. Il eut aussi une blennorrhagie et des chancres, pour lesquels on lui administra le sirop de cuisinier et des frictions mercurielles, jusqu'à une guérison apparente (1). Au bout de six semaines, il se

______

(1) L'angine ulcérée et les pustules de la peau n'étant que des symptômes consécutifs, leur manifestation aussi prompte prouve qu'un traitement de six semaines n'est pas toujours suffisant pour opérer une guérison parfaite, comme la routine l'a trop généralement établi dans les hôpitaux de vénériens et parmi un trop grand nombre de praticiens. On eût mieux fait de multiplier les frictions contre les symptômes primitifs et de reserver le sirop de Cuisinier pour la fin du traitement, si l'on n'eût pas préféré le supprimer tout-à-fait. Car l'administration

manifesta une angine ulcérée et des pustules à la peau ; on renouvela le traitement, qui dura encore six semaines, terme auquel on crut à la guérison. L'année dernière 1822, (il vit reparaître un écoulement urétral, pour lequel il se fit administrer de nouveau les sirops dépuratifs.) A peine l'écoulement eut-il cessé, qu'il sentit à la vessie des douleurs vives, qui précèdaient et accompagnaient l'émission de l'urine, et étaient immédiatement suivies de spasme dans les membres, accident qui s'est renouvelé plusieurs

---

régulière et méthodique du mercure en friction, pour des maladies primitives, est très-rarement suivie de récidives, tandis qu'il y en a un aussi grand nombre qui proviennent de l'usage du mercure par l'estomac *pour les maladies récentes,* que des négligences apportées dans le traitement par les malades eux-mêmes. S'il m'était permis d'en juger d'après ma pratique depuis 20 ans, je n'hésiterais pas d'affirmer que, si l'on réunissait les résultats de la pratique de tous les médecins de la Capitale et des départemens, sur la masse effrayante des pilules de mercure corrosif que MM. Cullerier et Dupuytren ont ordonnées aux malades qui les ont consultés, on trouverait un plus grand nombre de *maladies consécutives,* de *gastrites chroniques,* de phthisies et d'étisies, etc., que de guérisons de maladies primitives. Je dois donc désirer et publier que, s'appuyant sur les connaissances anatomiques et physiologiques des vaisseaux absorbans, ainsi que des expériences comparatives sur l'absorption interne et externe, les professeurs de Clinique, les Médecins et Chirurgiens des hôpitaux, arrivent à une pratique générale plus conforme aux lois de la vie et à l'intérêt de l'humanité.

fois avec une intensité telle, que l'ischurie durait plusieurs heures. L'urine coulait goutte à goutte pendant les jours suivans, et tombait perpendiculairement aux pieds du malade, toutes les fois qu'il interrompait la contraction très-forte des muscles abdominaux.

Cet état fut remplacé par un léger écoulement, qui ne fut suspendu que par une rétention d'urine complète, qui obligea d'avoir recours à la sonde. L'instrument arrivé à une certaine profondeur causa de vives souffrances au malade; après avoir appliqué douze sangsues à l'anus, des fomentations émollientes sur le ventre, et fait prendre plusieurs bains, l'urine finit par sortir, comme si elle n'eût rencontré aucun obstacle à travers le canal. Un écoulement semblable reparut encore plusieurs fois, et se supprimait chaque fois qu'une irritation plus aiguë se manifestait dans l'urètre. C'est dans cet état qu'il arriva à Paris, vers la fin de mars 1823, et y consulta M. Berthomieu, docteur en médecine, demeurant rue Neuve-Saint-Eustache, n.° 27. Celui-ci reconnaissant la véritable nature de la maladie de M. E....., ne crut pouvoir mieux faire que de l'accompagner chez Ducamp, à qui il demandait une audience, pour lui présenter le malade comme la lettre suivante l'indiquera suffisamment.

Lettre de M. le docteur Berthomieu, à M. Nicod, docteur en chirurgie, rue Saint-Florentin. n.° 8.

Monsieur,

« Monsieur Ducamp, à qui j'ai écrit ces jours
» derniers, pour lui présenter un malade qui a
» besoin de ses soins, m'a fait répondre qu'il était
» fort indisposé et que je pouvais m'adresser à
» vous avec la même confiance ; je vous prie en
» conséquence de nous faire savoir le jour et
» l'heure où vous pourrez nous recevoir. »

J'ai l'honneur de vous saluer,

Paris, le 2 avril 1823.

Signé Berthomieu, D. M.

Le 3 avril, M. E.... se transporta chez
moi, pour la première fois ; je pris la première
empreinte de la maladie, sous les yeux du docteur Berthomieu. (*Voyez* pl. Ire, fig. 10.)
La sonde exploratrice de Ducamp indiqua un
rétrécissement de l'urètre à 4 pouces une ligne
du méat urinaire ; là, le canal n'avait que la
moitié de son diamètre naturel, dans l'espace
de 3 lignes, ensuite d'une forte ligne, dans l'é-
tendue de 2 lignes, puis une pointe de plus de
3 lignes de longueur et seulement d'un tiers de
ligne de diamètre. Le malade ayant été préparé
au traitement par son médecin consultant, je

pratiquai dans le même instant la première cautérisation ; elle eut tant de succès que la partie filiforme commença à être envahie, comme la deuxième empreinte l'indiqua. (*Voyez* pl. I.ʳᵉ, fig. 11.) Les 2.ᵉ, 3.ᵉ, 4.ᵉ cautérisations eurent un succès moins marqué. La 5.ᵐᵉ, faite à 5 pouces 9 lignes, fut suivie d'une empreinte bifurquée, ainsi que la sixième qui fut pratiquée à 5 pouces 10 lignes, où le canal n'avait encore qu'un tiers de ligne de diamètre; aussi le malade éprouva-t-il un peu de dysurie, parce qu'il fut impossible de traverser le rétrécissement avec une bougie d'une demi-ligne. Le lendemain le malade se trouva mieux, et n'éprouva dès-lors aucun accident. Les 9.ᵉ, 10.ᵉ, 11.ᵉ, 12.ᵉ et 13ᵉ. empreintes furent encore bifurquées, sans qu'il y eut vestige de fausse route. La 14.ᵉ cautérisation fut faite à 6 pouces 3 lignes et était parvenue à donner au canal 3 lignes de diamètre, excepté à la base de la pointe, où se trouvait une très-légère dépression d'environ une ligne de diamètre.

Le malade urinant comme dans l'état de santé et ayant pu garder le jour suivant une bougie de 2 lignes et demie jusque dans le col de la vessie, éprouva le lendemain assez de difficulté d'uriner pour en prendre beaucoup d'inquiétude. Le 17 mai, il vint m'en faire part d'un air fort attristé; je lui proposai de prendre une empreinte : il y consentit aussitôt, ainsi qu'à me laisser faire une cautérisation sur cette surface, d'une ligne d'étendue, (seule cause à laquelle nous pouvions raisonnablement attribuer la légère difficulté survenue dans l'émission des urines.)

Cette cautérisation faite avec les précautions nécessaires, eut tout l'effet désirable. Trente-six heures après, dans les premiers efforts que le malade fit pour uriner, il sentit partir une escarrhe et dès-lors il urina toujours parfaitement bien. Le 21, il rendit encore avec les urines un petit filet solide d'environ 3 lignes de longueur et de la grosseur d'une petite épingle, qu'il compara au fragment de l'escarrhe précédemment rendue. La dilatation fut si rapide que, le 52.ᵉ jour du traitement, une bougie à ventre de 3 lignes et demie passait facilement dans la vessie.

Le malade partit de Paris le 27 mai avec la plus grande satisfaction que Ducamp eût placé sa confiance en un homme qui avait su mériter son estime.

Lettre de M. E.... à M. Nicod, chirurgien en chef de l'hôpital Beaujon, rue Saint-Florentin, n.° 8, à Paris,

Niort, le 10 juin 1823.

« Il me tarde de me rappeler à votre souvenir

» et de vous remercier des soins que vous m'avez
» prodigués, du vif intérêt que vous avez pris
» au rétablissement de ma santé. Les larmes
» d'attachement qui vous échappèrent en m'em-
» brassant lorsque je vous fis mes adieux ne s'effa-
» ceront jamais de ma mémoire.

» Je suis parti le mercredi matin, 28 mai, je
» suis allé coucher à Orléans, le jeudi à Tours, le
» vendredi à Poitiers et le samedi à midi j'étais
» chez moi à Niort.

» La route s'est faite parfaitement sans aucune
» irritation ni chaleur, et avec émission facile et
» complète; trois jours après mon arrivée, et sui-
» vant votre avis, j'ai passé une bougie que j'ai
» gardée 5 minutes; elle n'a point éprouvé de dif-
» ficulté, mais après la sortie quelques gouttes
» de sang ont encore paru.

» Aujourd'hui, 10 juin, j'en ai passé une se-
» conde fois ; point de difficultés, point d'obs-
» tacle, je n'ai fait que l'introduire et la retirer
» de suite ; mon linge a encore été taché de 4 à
» 5 gouttes sanguinolentes.

» Cette sensibilité qui annonce des parties va-
» riqueuses ne laisse pas que de me donner quel-
» ques inquiétudes sur la reproduction de la ma-
» ladie qui m'a autrefois fait si cruellement souf-

» frir. Veuillez, je vous prie, me donner vos
» bons avis à cet égard (1).

» J'ai l'honneur d'être avec estime et l'attache-
» ment le plus sincère votre très-humble serviteur.

Signé E....

VINGT-TROISIÈME OBSERVATION.

Rétrécissement consécutif à un traitement par la bougie armée que le malade avait été forcé d'abandonner. Guérison par la méthode de Ducamp, complétée par son successeur ; preuve nouvelle de son testament.

M. M..., âgé de 55 ans environ, demeurant à Paris, rue Monsieur le Prince, déjà traité par Ducamp, vint me consulter le 16 septembre 1823, et s'accuser d'avoir négligé les soins que cet auteur célèbre lui avait prescrits pour sa con-valescence. Cet homme instruit et judicieux s'en excusa sur les faux bruits que Paquier fils ava't fait répandre dans les journaux immédiatement après la mort de Ducamp. Il se plaignit d'éprou-ver quelque gêne pendant l'émission des urines,

---

(1) Ces craintes ne durèrent pas longtemps, car huit jours après son retour, il fit, pendant une semaine entière, huit lieues par jour à cheval, sans s'en trouver mal. Plus d'un an après (août 1824), il était si sûr de sa guérison parfaite que je ne pus obtenir l'instant de prendre une empreinte de vérification.

ce qui ne l'étonnait pas, me dit-il, parce qu'il avait eu le malheur de se faire traiter par la bougie armée avant le traitement de Ducamp (1).

Je me servis d'une sonde exploratrice de Ducamp, de 3 lignes de diamètre; elle s'arrêta à 5 pouces 6 lignes; la pression la fit pénétrer à 6 pouces; là, elle se réduisit à 2 lignes et demie par la présence de végétations en haut. J'y fis une cautérisation. Le 22, l'empreinte présenta à 6 pouces 2 lignes, une légère végétation à gauche et en bas. J'y ajustai si bien la 2.ᵉ cautérisation, que le 25, la même sonde exploratrice passa dans la vessie et en revint très-régulière. Dès-lors j'introduisis avec la même facilité et sans douleur, une bougie à ventre *métallique*, ainsi que les 27, 30 septembre, et 2 octobre.

Le 5, bougie à ventre métallique de 3 lignes et demie. Le 13, bougie à ventre emplastique de même diamètre, s'arrête à 8 pouces et se déprime d'une demi-ligne en haut à 3 pouces 3 lignes. J'y appliquai à l'instant le gros porte-caustique de Ducamp. L'émission des urines devint plus facile, et le malade m'en témoigna toute sa satisfaction. Dès-lors, la sonde exploratrice indiquant à peine les lieux traités, nous fîmes, le malade et moi, une dilatation méthodique dans

(1) Voyez *Traité des Rétentions d'urine* par Ducamp, 2.ᵐᵉ édit. page 295 et suivantes.

tous les points cautérisés. Jusqu'à présent le succès de la cure ne s'est point démenti, quoique le malade conservât toujours quelques craintes sur l'ancien traitement par la bougie armée, et qu'il eût voulu me proposer un abonnement annuel pour l'entretien de son canal.

VINGT-QUATRIÈME OBSERVATION.

Rétrécissement de 8 lignes d'étendue au-delà de la courbure de l'urètre, guéri par deux cautérisations, contre l'avis d'un professeur célèbre.

M. T......, âgé de 38 ans, négociant, demeurant à Saint-Quentin, département de l'Aisne, ayant passé quelques jours à la maison de santé du faubourg Saint-Denis sans y recevoir le moindre soulagement, vint me consulter le 1.er août 1823. Je lui trouvai un rétrécissement de l'urètre de 7 pouces à 7 pouces 4 lignes, où le canal n'avait qu'une ligne et tiers de diamètre. Le malade avait aussi l'extrémité antérieure du canal de l'urètre enflammée jusqu'à 9 lignes du méat, où le canal ne conservait qu'une ligne et tiers de diamètre. La douleur que le malade y ressentait, jointe à une inflammation qui me paraissait suspecte, je lui conseillai de faire des frictions locales et générales pendant 15 jours, et ne voulus pas employer la cautérisation contre cette maladie.

4..

Le 8 septembre, le malade revint en effet m'apprendre qu'il allait mieux et qu'il n'avait fait aucun remède, parce qu'il avait reconnu que le plaisir conjugal était la seule cause de l'inflammation de l'urètre dans cette partie.

Comme il continuait à éprouver de la difficulté d'uriner, il me pria de l'explorer de nouveau à l'aide de la sonde exploratrice de Ducamp. Son rétrécissement se trouvait en haut et s'étendait de 7 pouces à 7 pouces 8 lignes, où le canal avait moins de deux lignes de diamètre. Deux cautérisations furent assez efficaces pour qu'une sonde de 2 lignes et demie pût passer facilement dans la vessie, le 13 septembre. Le 14, je reconnus l'impossibilité d'en employer une de trois lignes, parce que l'état naturel du canal ne me le permettait pas. Le 15, un refroidissement accidentel lui occasionna une céphalagie et un accès de fièvre qui ne l'empêcha pas de sortir le lendemain, ni de continuer l'usage des bougies. Devant partir quelques jours après pour terminer sa convalescence à la campagne, le malade fut si étonné et si satisfait de la promptitude de sa guérison qu'il voulut m'apprendre l'anecdote suivante :

» Dans le courant d'août, après vous avoir » consulté une première fois, inquiet et voulant » me tranquilliser sur mon état avant de me li- » vrer à la cautérisation, j'allai consulter M. le

» professeur Dubois. Celui-ci me conseilla l'usage
» des bougies dilatantes ; mais comme j'avais re-
» marqué que vous ne m'aviez proposé la cauté-
» risation qu'après avoir pris les renseignemens
» les plus positifs avec la sonde exploratrice de
» Ducamp, je conservais assez de confiance au
» nouveau moyen curatif, pour demander à M.
» Dubois ce qu'il pensait de la cautérisation dans
» ce cas là. « Celui qui proposerait la cautérisa-
» tion, reprit M. le professeur, ne pourrait être
» qu'un ignorant ». Lui ayant témoigné mon
» étonnement, il écrivit la sentence ci-dessus au
» bas de sa consultation, telle que je vous la
» présente ici. »

Après avoir remarqué combien cette consultation était insignifiante, je crus devoir accepter
par écrit le beau titre dont M. le professeur m'a-
vait gratifié, en priant le lecteur de décider : si
M. Dubois n'était point encore dans l'ignorance
aux yeux de quiconque ne voudrait pas le taxer
de mauvaise foi ; et je signai :

A. NICOD.

VINGT-CINQUIÈME OBSERVATION.

*Exemple d'engorgement dur. Deux rétrécissemens,
dont l'un d'un pouce 10 lignes d'étendue. Guérison parfaite.*

M. R... Officier au corps royal d'état major,

demeurant rue d'Angoulême, vint réclamer mes soins, le 3 juin 1823, accompagné du docteur Voisenet son médecin ordinaire. Je lui trouvai un premier rétrécissement à 5 pouces 1 ligne, s'étendant à 5 pouces 6 lignes, formant un cône de 4 lignes de longueur dont la pointe avait une ligne faible de diamètre. Il exigea cinq cautérisations, parce que le canal n'eut jamais dans toute cette étendue qu'une ligne de diamètre.

Le deuxième rétrécissement s'étendait de 5 pouces 10 lignes à 7 pouces 8 lignes, et exigea vingt-quatre cautérisations. Ce nombre déja considérable devient peu étonnant, si l'on considère que le canal a eu rarement une ligne et demie de diamètre dans l'étendue d'un pouce 10 lignes, et qu'il est des engorgemens où il faut plusieurs cautérisations pour élargir une ligne de canal.

Les principaux phénomènes de cette maladie sont les suivans :

1.° A 5 pouces 4 lignes, le canal était en bas ;

2.° Après la première cautérisation la sonde exploratrice rapporta l'escarrhe située à gauche dans les dimensions de 3 à 4 lignes exactement dans la forme et l'épaisseur de l'empreinte qui avait précédé la cautérisation.

3.° La poudre de sabine, convenablement appliquée sur une verrue située sur le pénis, détruisit en trois jours le pédicule qui lui donnait naissance et en procura la guérison parfaite.

4.° La dilatation complète fut opérée et la plaie consolidée au bout de vingt jours avec toutes les apparences les plus favorables ; aussi jusqu'aujourd'hui tout fait croire qu'elle sera radicale.

VINGT-SIXIÈME OBSERVATION.

Rétrécissement au-delà de la courbure de l'urètre, de neuf lignes d'étendue ; guéri par trois cautérisations merveilleuses, en quinze jours.

M. L.., de Dreux, ayant appris par les journaux que le célèbre Ducamp m'avait désigné comme son successeur, vint me consulter le 23 avril 1823, et m'apprit que sa maladie datait de 1808, et provenait d'un écoulement qui, au bout d'un mois de l'usage de tisanes simples et de pilules mercurielles, fut suspendu pendant huit jours et reparut pour ne guérir que temporairement, quelquefois par intervalles d'un mois, lorsque le malade s'astreignait à un régime sévère.

Ce malade n'eut jamais d'autre symptôme vénérien. Déjà depuis trois ans il remarquait que le vinaigre et les acides, en général, ainsi que le punch lui procuraient des douleurs sur le rectum, au point qu'une fois il eut une rétention d'urine. On lui avait fait prendre sans succès du baume de Copahu, trois bouteilles de sirop de Cuisinier ;

ensuite on le mit à l'usage d'injections astringentes dans lesquelles entrait le sulfate de cuivre.
Le malade m'assura que depuis les premières injections l'urètre n'avait jamais cessé un jour d'être
plus ou moins douloureux.

Je lui trouvai un rétrécissement à 7 pouces
pour lequel il avait été traité par la méthode des
sondes, un an auparavant. Ayant quitté Paris,
pour des fonctions impérieuses, il n'y revint que
le 3 juin suivant, époque où le rétrécissement
ne laissait plus au canal qu'une ligne de diamètre.
La première cautérisation faite à 7 pouces, produisit un effet merveilleux ; je pus faire la seconde
à 7 pouces 6 lignes ; la troisième, à 7 pouces 9
lignes, fut aussi la dernière. Le 12, la sonde exploratrice de 3 lignes de diamètre entra dans la
vessie, je lui substituai une bougie de 2 lignes et
demie que je remplaçai bientôt par une de 3 lignes
et demie au grand étonnement du malade. Le 13,
cette bougie put séjourner dans le rétrécissement
sans augmenter la sensibilité de l'urètre, pas
même pendant l'émission des urines.

Les 14 et 15 juin, bougie de 4 lignes, facile
le premier jour, et le second se courbe un peu
avant d'entrer dans la vessie ; je lui substituai
aussitôt une bougie à ventre, métallique, du même
diamètre, que le malade garda pendant dix minutes avec le plus grand contentement. Le 17,

bougie emplastique de 4 lignes. Le 19, aucunes douleurs en urinant, la bougie métallique passa si facilement dans la vessie que le malade ne sentit aucune différence dans son trajet à travers le col de la vessie.

Ainsi fut complétée la guérison en 15 jours.

Le 4 octobre, le malade allant à Bordeaux vint me voir pour m'exprimer de nouveau sa reconnaissance. Il avait passé plus de deux mois sans se servir de bougies, je voulus le rassurer sur de légères craintes et je lui passai dans la vessie une bougie à ventre de 3 lignes sans remarquer la moindre gène. M'ayant promis de me faire connaître la plus petite altération de sa santé relativement à la question qui nous occupe, je puis affirmer que jusqu'à présent elle a été parfaite.

VINGT-SEPTIÈME OBSERVATION.

Rétrécissement de trois pouces d'étendue, réduisant le canal à une ligne de diamètre.

M. De M....., âgé de 48 ans, éprouvait les plus grandes difficultés d'uriner lorsqu'il vint me consulter le 15 juillet pour savoir s'il pourrait se rendre à l'armée d'Espagne. Ce n'était pas sans raison qu'il craignait les fatigues du voyage : je lui trouvai un rétrécissement qui commençait à 5 pouces et qui malheureusement ne se terminait qu'au col de la vessie, n'ayant qu'une ligne de diamètre. Les premières cautérisations eurent un tel succès que la cinquième fut pratiquée à 6 pouces; la huitième fut faite à 7 pouces 3 lignes sur un deuxième rétrécissement; la onzième à 7 pouces 6 lignes, parce que jusqu'alors le canal n'ayant qu'une ligne de diamètre se trouvait d'une dureté extrême. Le malade étant impatient de se rendre à son poste, et moi-même étant convaincu qu'il ne pouvait le faire sans éprouver en route une rétention complète qui compromettrait ses jours, nous nous décidâmes ensemble après de mûres réflexions, à donner autant d'activité à la cautérisation que la prudence nous le permettrait.

Pendant les seize premiers jours du mois d'août je multipliai les cautérisations et les rapprochai de manière à redonner au canal le calibre de 2 lignes jusqu'à la vessie. Le 16 du même mois, je pus cautériser à 7 pouces 10 lignes avec un instrument de 2 lignes de diamètre; ensorte que le malade put, *le lendemain*, se mettre en route muni de bougies de 2 lignes, pour s'en servir au besoin. Les premiers jours du voyage furent pénibles, mais l'inflammation se calma peu-à-peu : il parvint à Bayonne dans un état si passable qu'il lui permettait encore de *différer la dilatation par les bougies.*

Quelques mois après, un de ses amis vint me

consulter sur les instrumens de Ducamp, qui lui avaient été demandés par mon malade. J'ignore encore s'il a pu se faire cautériser par un Chirurgien de l'armée, mais je n'ai plus de doute sur sa mort.

VINGT-HUITIÈME OBSERVATION.

Rétrécissement de deux pouces six lignes d'étendue ; compliqué de bride dans l'urètre, et d'une ex- croissance vésiculeuse, guéri par 24 cautéri- sations.

M. O........, ancien militaire, âgé de 36 ans environ, Tyrolien, demeurant à Paris, rue Cassette, n.° 17, vint me consulter le 4 août 1823, et me donna par écrit la notice suivante :

« Pendant l'été de 1818, je contractai une go-
» norrhée pour laquelle on m'ordonna des in-
» jections composées d'eau distillée de rose et de
» quelques grains d'opium ; ces injections ayant
» beaucoup empiré le mal, furent remplacées par
» une autre qui contenait du sel de nitre. La mala-
» die paraissait guérie, lorsque tout-à-coup elle re-
» vint au commencement de l'hiver ; pendant plu-
» sieurs mois je fis usage de l'injection de sel de
» nitre et de différentes tisanes émollientes et
» adoucissantes. L'émission des urines faisait tou-
» jours sentir une douleur au périnée, et celle-ci
» s'accompagna de fièvre et d'insomnies ; vers le

» printemps, l'écoulement avait cessé. Dans les
» premiers mois de 1820, je m'aperçus que
» mon jet d'urine avait diminué de volume, et
» que mon linge était quelquefois taché en jaune.
» Au commencement de l'hiver, un écoulement
» très-violent se manifesta, je lui opposai les
» mêmes moyens que ci-dessus.

» « Dans les premiers jours de 1821, la gonor-
» rhée étant disparue sans que les taches de
» linge aient diminué, un médecin m'ordonna
» des cataplasmes de ciguë cuite dans du lait,
» que j'appliquai au périné ; il ajouta des tisa-
» nes à ce traitement, tout à fait infructueux. Un
» voyage indispensable ne fit qu'accroître l'écou-
» lement et l'exiguité du jet des urines qui ne
» sortaient qu'avec de grands efforts, en petite
» quantité et en trois ou quatre reprises dans
» la même heure. Ce fut au mois de septembre
» 1821, qu'un Chirurgien m'introduisit pour la
» première fois de ma vie, une bougie de gomme
» élastique. Quand elle fut arrivée sur l'obstacle
» il fallut peu de force pour le lui faire franchir
» et la faire entrer dans la vessie. Après qu'elle
» fut retirée, quelques gouttes de sang sortirent.
» La première fois que j'urinai, le jet me parut
» être de sa grosseur naturelle. Le Chirurgien
» répéta cette opération trois fois par semaine
» pendant un mois, et dans la suite, jusqu'au

» mois de mars 1822, trois ou quatre fois seu-
» lement; six mois après je m'aperçus du retour
» de la maladie, soit par le jet d'urine, soit par
» la fréquence des envies d'uriner; ces symptô-
» mes s'accrurent, des accès de fièvre et une fâ-
» cheuse insomnie vinrent s'y joindre. Mon mal
» allait toujours croissant : des cuissons se mani-
» festèrent dans le canal, j'étais devenu fort in-
» quiet, lorsqu'en lisant l'annonce de la 2.e édi-
» tion de l'ouvrage du célèbre Ducamp, je re-
» marquai qu'il avait choisi le docteur Nicod
» pour le remplacer. »

L'histoire du traitement que je lui fis, répon-
dra suffisamment à mes détracteurs; et la reconnaissance de ce malade fera tourner au profit de
l'humanité tout ce qu'il y a de bien dans sa guérison.

Le 4 août 1823, la sonde exploratrice de
Ducamp me fit reconnaître un rétrécissement
à 5 pouces 6 lignes, commençant par un cône de
3 lignes de longueur, n'ayant que deux tiers de
lignes à son sommet; diamètre qui explique pourquoi le malade n'urinait que par un faible jet,
entrecoupé par intervalles, lorsqu'il suspendait
les efforts des muscles du bas-ventre. Je ne pénétrai qu'avec peine jusqu'à la vessie avec une bougie d'une demi-ligne. Le lendemain, je pratiquai
la première cautérisation à 5 pouces 5 lignes où

s'arrêta le gros porte-caustique de Ducamp. Loin de s'en trouver mal, le malade en fut soulagé parce qu'il urina moins mal; la deuxième cautérisation fut pratiquée à 6 pouces 1 ligne; la troisième à 6 pouces 6 lignes, la quatrième à 6 pouces 8 lignes; enfin la cinquième put l'être à 7 pouces. Le canal avait jusque là deux lignes et demie de diamètre; on aurait pu croire qu'il convenait de songer à la dilatation. Un léger saignement m'en ôta heureusement l'idée. Plusieurs fois trois jours suffirent pour faire repulluler successivement, dans les divers points précédemment cautérisés, des végétations qui semblaient se renouveler à mesure que j'en détruisais. Néanmoins le malade se trouvait de mieux en mieux; sa confiance soutint mon courage quoique je n'aie pu faire la seizième cautérisation qu'à 7 pouces 8 lignes, pendant deux mois de traitement (1); mais ce n'était pas encore là la plus grande difficulté. De 7 pouces 3 lignes à 7 pou-

____

(1) C'était avoir gagné plus d'une ligne par cautérisation. La longueur du traitement ne sera que d'une faible importance quand on saura que le malade, malgré une santé très-délicate, a pu continuer les fonctions de sa place, sortir à pied, se promener; et si l'on compare ces avantages à ceux du traitement par les *sondes* et les *bougies graduées*, sans omettre l'ennui de garder la chambre et souvent le lit, comme on le faisait et le fait encore pour les hommes qui ont l'urètre irritable.

ces 10 lignes, je retirai des empreintes applaties,
si singulièrement bifurquées, que je n'en ai ja-
mais vu de pareilles (*Voy.* pl. 1.re, fig. 12). La
même figure représente deux empreintes qui se
ressemblaient parfaitement *quoiqu'elles eussent
été prises à deux jours d'intervalle.* Enfin, le 2
décembre, je pratiquai la vingt-quatrième cautérisation à 7 pouces 11 lignes, au bord du col
de la vessie, avec un succès tel, qu'elle fut la
dernière. Le 6, je pénétrai dans la vessie avec
une bougie à ventre métallique de 2 lignes et
demie de diamètre. Dès-lors je variai les dilatateurs selon l'irritabilité du malade. Vers la fin
du mois il passait lui-même avec facilité une
bougie de 3 lignes dans la vessie. La grande opi-
niatreté de cette maladie me laissait des doutes
inquiétans pour la suite. Heureusement c'est le
seul point sur lequel je me suis trompé. Le 2
janvier il vint m'annoncer que depuis 8 à 10 jours
il urinait mieux que de toute sa vie. Le 10 avril
1824, il me témoigna la plus grande satisfaction
qu'une bougie à ventre de 3 lignes et demie de
diamètre était passée dans sa vessie sans lui faire
éprouver la moindre douleur, quoiqu'il vînt d'é-
prouver une maladie qui l'avait porté à faire son
testament.

Cette observation paraîtra trop intéressante aux
véritables praticiens pour que je leur en laisse

ignorer quelques autres circonstances remarquables. Leur sagacité me permettra de me borner à une simple énumération ; 1.º tissu mollasse disposé à saigner à la moindre pression ; 2.º canal réduit à un tiers de ligne au-delà de la courbure de l'urètre ; 3.º bride et escarrhe considérable à 7 pouces 3 lignes ; 4.º à 7 pouces 7 lignes, une bougie placée dans un conducteur rapporte une escarrhe ou plutôt *un corps vésiculeux jaunâtre, ayant l'apparence de graisse et de vaisseaux capillaires sanguins mélangés* ; 5.º des empreintes à tête arrondies, analogues à celle de M. Fauconnier, *Voyez* obs. 9 et pl. I.ʳᵉ, f. 1, 2, 3 ; 6.º la reconnaissance bien sentie, qui dans une affection de poitrine dangereuse, a porté ce malade à me léguer son corps dans l'intérêt de l'humanité.

VINGT-NEUVIÈME OBSERVATION.

Rétrécissement dans la courbure de l'urètre, de six lignes d'étendue ; cautérisé deux fois par Ducamp, et deux fois par moi. Guérison malgré un engorgement léger de la prostate.

M. Bonhomme, ancien militaire, âgé de 40 ans environ, demeurant rue Villedot, n.º 9, vint me consulter le 1.ᵉʳ mai 1823, et m'apprit qu'il avait été cautérisé déja deux fois par le célèbre Ducamp. Je lui reconnus à 6 pouces du méat un rétrécissement de 6 lignes d'étendue, à la des-

truction duquel je n'employai que deux cautérisations. La dilatation fut si rapide qu'à la fin du
mois l'urètre avait repris son diamètre naturel.

Le malade s'étant procuré la facilité d'aller
aux bains de Barrèges à très-peu de frais, je lui
conseillai d'en essayer l'usage avant d'entre-
prendre tout autre traitement pour une affection
légère de la glande prostate qui me paraissait
susceptible de guérison. Ce moyen lui a sans
doute suffi, puisque je n'ai pas eu l'occasion de
le revoir.

TRENTIÈME OBSERVATION.

*Rétrécissement à 7 pouces 4 lignes, de 3 lignes
d'étendue, présentant des végétations en haut et
à gauche, presque entièrement détruit par une
seule cautérisation. Calcul dans la vessie ; affection chronique des reins et des uretères, suivie
de suppuration. Inflammation ancienne des membranes du cerveau causée par le chagrin.*

M. Chevalier, âgé de 59 ans, demeurant à
Paris, rue de Bienfaisance, n.° 23, vint me consulter le 11 octobre 1823, dans un état de souf-
france et de tristesse extrêmes. Il se plaignait de
ne pouvoir uriner, de rendre depuis longtemps
ses urines par petites quantités et quelquefois
goutte à goutte ; de ne pouvoir dormir, et d'é-

prouver des accès de fièvre irréguliers. Il avait eu deux chaudepisses qui s'étaient prolongées au-delà de quarante jours. Il tachait encore habituellement son linge par un écoulement muqueux de l'urètre.

Quoique mon expérience m'eût appris que tous ces symptômes étaient communs à deux maladies bien différentes, savoir : *la présence d'un calcul dans la vessie, et un rétrécissement du canal de l'urètre près du col, déjà ancien,* je pensai que je devais employer la sonde exploratrice de Ducamp de préférence à toute autre ; en voici les raisons : 1.º présumant que le malade avait un rétrécissement de l'urètre depuis plusieurs années, il me suffisait de savoir que l'action de cette sonde est plus douce que celle de toutes les autres, pour m'imposer le devoir de l'employer la première ; 2.º la raison veut que dans tous les cas douteux de cette espèce, le Chirurgien emploie d'abord le moyen d'exploration le plus sûr et le moins douloureux ; 3.º l'inflammation générale de la membrane de l'urètre le prescrivait également ; 4.º en procédant rationnellement par voie d'exclusion, je devais m'assurer qu'il n'existait pas d'obstacle dans le canal excréteur de l'urine, avant de faire des efforts très-douloureux et peut-être infructueux pour reconnaître un calcul.

Le lecteur me permettra de répéter ici un principe qui doit acquérir dans la suite la plus grande importance c'est la nécessité, pour tout Médecin ou Chirurgien appelé à donner une opinion positive sur une maladie des voies urinaires, d'être possesseur d'une sonde exploratrice de Ducamp, afin de ne pas multiplier le grand nombre de ces victimes de l'erreur et de l'ignorance dont on débilite tout le corps, et particulièrement l'estomac par l'abus des bains des boissons, et un régime despotique qui ne fait qu'agraver leurs maux jusqu'au tombeau, faute à lui de ne pas connaître la cause du mal.

Une sonde exploratrice de 2 lignes de diamètre, en m'indiquant que plusieurs points du canal étaient plus douloureux que les autres, me fit aussi reconnaître un rétrécissement à 7 pouces 4 lignes, présentant des végétations à gauche et en haut : j'y fis une legère cautérisation après laquelle le malade urina un peu mieux. Le 15 du même mois, la sonde exploratrice annonça que les végétations se prolongeaient au-delà de 7 pouces 6 lignes, où elle s'applatit, puis pénétra ainsi dans la vessie, et provoqua des envies d'uriner, quoique le malade vînt de satisfaire à ce besoin. L'urine qu'il rendit, à la simple quantité de 2 onces, était puriforme et très-fétide. Le 17, la sonde pénétra encore dans la vessie; elle en revint tronquée et teinte de sang. Je fis

5..

séjourner pendant une demi-heure une bougie de 2 lignes pour entretenir la dilatation du canal et conseillai quelques jours de repos.

Le 20, le malade arriva chez moi tout essouf-flé, l'œil hagard, chancelant de faiblesse et ayant de la fièvre; croyant toujours avoir une rétention d'urine. La sonde que je lui introduisis sans dif-ficulté dans la vessie lui ôta bientôt son illusion en ne donnant issue qu'à trois cuillerées d'urine; parce qu'en effet la vessie n'en contenait pas da-vantage.

Déplorant le triste état où je le voyais réduit, il m'apprit que son extrême délicatesse l'avait empêché d'employer les moyens que je lui avais prescrits trois jours auparavant, dans la crainte d'être à charge à des parentes qui ne pouvaient personnellement lui donner tous les soins que réclamait sa triste position. A l'instant il se ré-signa à entrer à l'hôpital Beaujon, où il pouvait tout obtenir sans frais. Le découragement s'em-para de son esprit; il différa deux jours de s'y faire transporter, et négligea encore la saignée et la plupart des autres moyens convenables à son état. Cette saignée fut pratiquée dès son en-trée à l'hôpital; mais il était trop tard. Tous les symptômes de l'inflammation des reins et de la vessie parvenue à son plus haut degré, s'étaient succédés avec rapidité; son état empira d'heure en heure; sa femme arriva près de lui; il put lui parler encore quelques instans et déplorer avec elle toutes leurs infortunes. Le râle de l'agonie survint; il expira le 22 octobre.

L'autopsie eut lieu 28 heures après la mort. On remarqua dans l'abdomen une large tumeur à l'hypogastre, s'étendant au-dessus des pubis, que l'on reconnut pour être la vessie. Le canal de l'urètre paraissait avoir été enflammé dans toute son étendue, mais à des degrés différens. La prostate avait un volume triple de son état naturel; un fluide laiteux coula des incisions qu'on y fit; son tissu paraissait peu altéré. Les parois de la vessie étaient très-épaissies, son intérieur contenait un calcul friable de 15 lignes de longueur et de 11 de largeur, ainsi qu'une certaine quantité d'urine qui était peu altérée par quelques glaires. Dans sa paroi supérieure on remarqua une ouverture de 7 à 8 lignes de diamètre, qui pénétrait dans une autre cavité dont les parois avaient environ 3 lignes d'épaisseur et un peu plus dans sa partie inférieure, qui était confondue avec la partie supérieure de la première cavité décrite. Elle en différait aussi par le liquide contenu, qui était visqueux et en totalité d'une consistance glaireuse, comme si l'urine de la cavité inférieure n'eût pu le dissoudre et le précipiter dans le bas-fond de la vessie.

où se trouvait l'embouchure naturelle des uretères. Le prolongement de la membrane muqueuse dans les deux cavités, son identité recon-
nue par les assistans, rapprochée de la grandeur
de l'ouverture de communication, nous rendait
inconcevable la raison pour laquelle ces mucosités avaient pu rester isolées dans la cavité supérieure.

L'intérieur des uretères participait à l'inflammation générale et contenait des matières puru-
lentes. Le rein gauche était d'une consistance
lardacée et dans quelques points purulent; le
rein droit l'était aussi à sa surface et dans son
intérieur; sa substance corticale était friable.

La membrane péritonéale des intestins était
brunâtre.

La poitrine offrait de vieilles adhérences des
plèvres, quoique les poumons fussent sains.

La tête fit reconnaître que la membrane arach-
noïde avait été enflammée, puisqu'elle était cou-
verte de fausses membranes et de sérosité. Le
cerveau était généralement très-injecté.

La mort de ce malade me causa d'autant plus
de regrets que s'il eût suivi quatre mois plus tôt
les conseils de son généreux créancier, le ban-
quier C..., et qu'il fût venu se confier à mes
soins avant le développement des inflammations
multipliées qui causèrent sa mort, il eût encore

été possible de prolonger long-temps sa vie, et peut-être de lui rendre la santé.

Le simple résumé de sa maladie suffira pour tracer le mode de traitement qui eût pu amener la guérison. Le malade avait souffert depuis long-temps des reins et de la vessie...... Il avait une inflammation de la vessie, des uretères et des reins, sinon produite par le calcul, du moins entretenue par sa présence. Sa soustraction eût été possible, puisqu'il se trouvait dans la cavité inférieure la plus large, recevant les uretères et pouvant être considérée comme une vessie complète, abstraction faite de sa poche surabondante.

Ainsi, puisque le malade a pu marcher et vaquer à ses affaires peu de jours avant de mourir, on peut affirmer que si, au lieu de négliger la saignée et le traitement convenable, il eût été mis à même de subir une deuxième cautérisation, je serais entré bientôt dans la vessie avec une sonde d'argent qui m'eût fait reconnaître la présence du calcul, cause première de tous les autres maux ; j'aurais pu en faire l'extraction. Dès-lors la maladie serait devenue plus simple et plus facile à guérir ou à pallier ; les membranes de la vessie se seraient dégorgées ; le catarrhe étant guéri, Chevalier eût pu vivre assez pour achever de régler ses affaires et sauver ainsi pour sa famille les débris d'une fortune que sa mort aura dispersée dans les formalités de ce qu'on appelle trivialement la *justice*. MM. Martinet, Sallet et Cholut, aujourd'hui Docteurs en Médecine, et alors mes Elèves, pourront se rappeler que les parois de cette vessie étaient uniformément engorgées, et que mes plus vifs regrets sur ce malade venaient de ma conviction qu'elles auraient pu guérir si le malade se fût fait traiter et opérer assez tôt.

Ce premier chapitre prouve que toutes les régions du canal de l'urètre peuvent être affectées de rétrécissement, et que dans toutes (excepté une) j'ai pu employer, avec le plus grand succès, les porte-caustiques de Ducamp. Il prouve, en outre, (contre l'opinion de M.rs Boyer, Richerand, et presque tous les autres Professeurs de l'Ecole actuelle), qu'il existe des brides et des carnosités dans l'urètre comme l'avaient déjà si bien établi Ambroise Paré au commencement du 17.e siècle, et Lemonnier, près d'un siècle après le premier chirurgien de Charles IX. Pourquoi la fatalité qui pesa sur la France depuis ce période de l'histoire, a-t-elle propagé les erreurs au point qu'aujourd'hui le premier Chirurgien de Charles X, est des plus opiniâtres à nier les découvertes de ses prédécesseurs ?... C'est à l'histoire à en indiquer la cause.

Voyez Hist. de la Cautér. de l'Urètre en France, 1825. — Erreurs des Hommes célèbres en Chirurgie pendant le 19.e siècle.

CHAPITRE II.

Section Ire *Rétrécissement de l'Urètre compliqué de catarrhe vésical.*

TRENTE-UNIÈME OBSERVATION.

Rétrécissement dans la courbure de l'urètre et au-delà, de quinze lignes d'étendue, ayant causé deux catarrhes de vessie à des époques différentes. Cautérisation nécessitée par l'état aigu du dernier catarrhe vésical. Guérison en huit cautérisations pratiquées dans l'espace de cinquante jours.

M. D... avocat, âgé d'environ 50 ans, demeurant à Paris, avait éprouvé quatre ans avant de me consulter une rétention d'urine à laquelle le docteur Gardanne remédia par le catéthérisme pratiqué avec une sonde de gomme élastique très-fine. Cet accident s'étant renouvelé quelques jours après, M. le professeur Marjolin ne put faire parvenir dans la vessie une bougie des plus minces. L'obstacle qui s'était établi insensiblement dans l'urètre avait été combattu de temps à autre par des bougies qui produisirent toujours beaucoup d'irritation et peu de succès. Ce fut à l'époque de la première rétention d'urine que le premier catarrhe s'était développé.

Si celui-ci se termina assez promptement, le second se prolongea plus d'une année, et avait causé (quinze mois avant mon traitement) un rétrécissement de l'urètre si grave que Ducamp lui-même n'avait pu en trois jours faire parvenir la bougie la plus mince jusque dans la vessie. Il n'est donc pas étonnant que l'année suivante je n'aie pas obtenu plus de succès en quatorze jours de traitement préparatoire.

La 1.re empreinte que je pris sur ce malade, le 4 mai 1825, indiqua que la maladie commençait, à six pouces par un cône très-court, se terminant à droite par une pointe d'un tiers de ligne (V. fig. 14, pl. 1.re.) Une bougie emplastique d'une ligne indiqua sur sa pointe le même diamètre. Tout ce que je pus obtenir de mieux, ce fut d'y faire pénétrer à trois lignes une bougie fine dirigée par un conducteur. Le même jour, le malade eut un peu plus de facilité à uriner, quoiqu'il n'urinât que goutte à goutte depuis plusieurs semaines.

Le sixième jour de ce traitement préparatoire, l'urine forma un jet, pour la 1.re fois, plus gros et soutenu, et qui produisit 7 onces de ce liquide. La vessie parut s'être vidée complètement, ce qui n'arrivait pas depuis plus d'un mois. Le 9.e jour, une bougie de deux tiers de ligne pénétra dans la vessie, mais n'y put rentrer dans la suite.

Le 14.e jour que duraient ces vains efforts, le malade commença à éprouver des douleurs plus aiguës dans la région hypogastrique, qui s'accrurent de jour en jour, et ne laissèrent aucun doute au malade, non plus qu'à moi, qu'elles fussent occasionées par un nouveau catarrhe aigu de la vessie, enté sur l'affection chronique préexistante. Ce cas de pratique était grave et délicat.

L'intelligence du malade le porta à en apprécier tout le danger, et me força de trancher la question de la manière suivante :

« Je ne puis vous dissimuler que vous devez vous considérer comme placé entre deux écueils qui sont : le cathétérisme forcé et la ponction de la vessie. Quoique j'aie pratiqué autrefois le premier de ces moyens avec quelque avantage, je ne me soumettrais à l'employer aujourd'hui qu'autant qn'il serait reconnu indispensable par plusieurs chirurgiens. D'un autre côté, la ponction de la vessie ne doit être regardée que comme un moyen extrême qu'il ne serait raisonnable d'employer qu'après avoir reconnu l'inutilité de l'autre ; parce qu'il ne dispenserait pas d'un travail pénible pour détruire l'obstacle de l'urètre, pendant lequel l'inflammation de la vessie pourrait devenir funeste par le séjour prolongé de la canule.

» Ainsi ces deux moyens auxquels se réduisaient

avant Ducamp toutes les ressources de la chirurgie française, me paraissent presque également fâcheux et insuffisans. Je puis donc vous
affirmer que n'ayant jamais vu le caustique employé avec les instrumens si précieux de l'auteur
que je viens de nommer, agir au-delà du point
où je l'ai appliqué, ni par conséquent y déter-
miner d'accidens, je n'hésiterais pas de cautériser votre maladie avec les précautions que l'expérience et la prudence me suggéreront toujours.
J'ai d'autant plus de confiance en ce moyen qu'il
me laisse espérer de pouvoir arriver à la vessie
avant de trouver nécessaire, soit la ponction soit
le cathétérisme forcé. C'est à vous de vous décider pour Ducamp, ou pour une consultation
de chirurgiens. »

A l'instant le malade déclara qu'il s'en rapportait à moi.

Le lendemain, je pris une nouvelle empreinte
qui m'indiqua un premier bourrelet à 6 pouces
3 lignes, où le canal n'avait qu'une ligne et demie
de diamètre (V. pl. 1.re, fig. 15); j'y appliquai
le premier porte-caustique de Ducamp, l'opération fut suivie de calme les deux premiers jours;
le 3.e, il sortit avec les urines des glaires jaunâtres, qui confirmèrent encore l'existence du catarrhe depuis trois à quatre jours. Cette cautérisation eut encore l'heureux effet d'augmenter

d'une demi-ligne le diamètre des endroits touchés et de faire disparaître le bourrelet (*Voyez* fig. 16). La 2.ᵉ cautérisation, pratiquée trois jours après à 6 pouces 4 lignes, avec l'instrument que j'ai modifié, procura la facilité de faire pénétrer une bougie d'une ligne à 15 lignes dans le rétrécissement, ce qui favorisa encore la sortie des glaires de la vessie. La 3.ᵉ fut suivie des mêmes phénomènes que la 1.ʳᵉ. Les 4.ᵉ, 5.ᵉ (*V.* fig. 17), et 6.ᵉ furent pratiquées à 6 pouces 5 lignes (*V.* fig. 18). L'état du malade toujours le même quant à la présence des glaires dans les urines, s'améliorait déjà par l'espérance du succès, lorsque celle-ci fut portée à son comble quand le malade put passer 3 heures sans uriner. Il vit bientôt les glaires diminuer de quantité et changer favorablement chaque jour de nature. La 7.ᵉ fut dirigée avec le porte-caustique à éminence, parce que le canal se trouvait tout-à-fait en bas, et avait à peine une ligne de diamètre. L'opération rétablit *effectivement* le canal au centre (*V.* fig. 19), et il justifia la confiance du malade en le pénétrant de reconnaissance comme l'indique le billet suivant, sous la date du 9 juin.... « A la suite d'un bain froid j'ai éprouvé hier un frissonnement qui m'a duré trois heures et qui s'est renouvelé le soir : mais ce bain n'a pas nui à mon pauvre canal ; car le soir même et ce matin, le jet des urines est sensiblement amélioré, et cette nuit je n'ai senti le besoin de les rendre qu'au bout de six heures. J'espère donc, cher docteur, que me voilà enfin sur une bonne route. Aucune escarrhe n'a encore paru ; mais ordinairement elle ne tombe que le 4.ᵉ jour. »

La huitième cautérisation pratiquée le 1ʳ juin fut aussi la dernière pour une maladie aussi terrible. Le sommeil de la nuit qui la suivit dura cinq heures consécutives, et dès-lors chaque jour ajoutait quelque chose au bonheur du malade. Le 19 juin, une sonde exploratrice de 2 lignes et demie passa dans la vessie facilement et de manière à rendre inutile la cautérisation que nous nous proposions de pratiquer. Le 21, j'employai un dilatateur de deux lignes et demie pendant un quart-d'heure ; les jours suivans, le malade put s'en servir lui-même. Les glaires diminuèrent progressivement de couleur et de quantité. Le 26, je fis passer une bougie de 3 lignes presque sans douleur dans le rétrécissement, et point du tout au col de la vessie. Les glaires avaient complétement disparu : les urines très-abondantes étaient devenues limpides d'une manière d'autant plus étonnante que le malade avait marché la veille et qu'elles avaient été conservées plusieurs heures avant ma visite.

Etat du malade. Au 1.ᵉʳ juillet 1824 , urines, toujours limpides, bon sommeil, amélioration de la santé. Le 10, la guérison fut confirmée par le passage d'une sonde exploratrice de 3 lignes de diamètre dans la vessie.

Cette observation mérite d'être mentionnée dans les annales de la chirurgie, puisqu'elle fournit la preuve que la cautérisation peut être employée avantageusement dans le catarrhe MÊME AIGU de la vessie ; toutefois cependant LORSQUE CE CATARRHE A ÉTÉ CAUSÉ PAR LA COARCTATION DE L'U-RÈTRE (1). Il est peu de cas en médecine où le retour à la santé ait été aussi promptement et aussi évidemment dû à l'application du remède. Car tous les symptômes généraux de cette maladie, tels que l'altération de la face, le trouble du sommeil et des digestions, les douleurs vagues dans l'abdomen, et surtout le besoin d'uriner porté au point de ne laisser au malade que cinq quarts d'heure de tranquillité, disparurent comme par enchantement.

____

(1) Il est heureux pour moi de pouvoir affirmer, que cette maladie, si funeste d'après les auteurs qui ont écrit jusqu'à présent, et l'opinion de MM. les Professeurs de l'Ecole de Paris, peut être guérie assez souvent et très-facilement, en traitant mieux les malades qu'on l'a fait avant M. Ducamp, et même aujourd'hui.

Elle prouvera que l'Ecole de Paris est dans une grande erreur, lorsqu'elle professe que la cautérisation de l'urètre ne convient pas dans les maladies situées au-delà de la courbure de ce canal.

Elle deviendra encore précieuse pour réfuter les critiques qu'un professeur de Montpellier s'est permises sur les instrumens de Ducamp avant d'avoir appris à s'en servir : car c'est pour n'avoir pu employer moi-même le *gros porte-caustique* de Ducamp chez le malade qui fait le sujet de cette observation, A CAUSE DE L'INFLAMMATION QUI RÉTRÉCISSAIT L'URÈTRE JUSQU'AU MÉAT, que la cure rapide de ce malade et sa guérison parfaite pendant cinq mois a été néanmoins suivie d'une petite rechute. En effet, le 10 janvier 1825, il vint m'apprendre qu'il n'urinait plus aussi bien, et que le jet des urines avait beaucoup diminué depuis un mois, pendant lequel, à la vérité, il n'avait tenté l'usage d'aucune espèce de bougie. La sonde exploratrice de Ducamp m'indiqua des végétations à 5 pouces 8 lignes à gauche, en bas et à droite ; j'y appliquai son gros porte-caustique (*V.* 2.ᵉ édition et suivantes) ; l'escarrhe tomba le 5.ᵉ jour. Mais le malade ne revint alors chez moi que le 18 janvier, la nouvelle empreinte n'indiqua à 6 pouces 2 lignes que le diamètre de 2 lignes et demie, j'y cautérisai avec le même instrument qui rapporta une bride filiforme de trois lignes de longueur. Dès-lors le malade fut satisfait de sa santé jusqu'à ce jour.

Cette récidive prouve que si j'eusse commencé le traitement avec le gros porte-caustique de Ducamp, je n'eusse pas laissé à l'embouchure du rétrécissement (à la base du cône dont j'ai parlé) une partie peu malade qui s'est laissée dilater avec l'apparence de guérison qui trompe, encore trop souvent, ceux qui se livrent exclusivement à la méthode de la dilatation par les bougies ou par les sondes. Aussi quelle pitié ne doit pas inspirer la témérité du professeur Lallemand de Montpellier, lorsqu'on l'a vu sans expérience diminuer les proportions d'un instrument que l'inventeur augmenta chaque fois qu'il voulut le perfectionner ! Est-ce après avoir comparé l'instrument de Ducamp avec celui d'Ambroise Paré qu'il a donné à ce dernier la préférence? Ambroise Paré avait-il une sonde exploratrice perfectionnée au point de celle de Ducamp? Pourquoi donc M. Lallemand a-t-il dédaigné cette dernière dans son mémoire imprimé, et la remplace-t-il par une bougie enduite de cire avec laquelle il s'est plu à faire dans son précoce mémoire des figures monstrueuses, figures dont il ignore complètement la valeur?... C'est qu'il a voulu professer avant d'avoir appris..........

TRENTE-DEUXIÈME OBSERVATION.

Premier rétrécissement de 21 lignes d'étendue ; deuxième, de 6 lignes. Engorgement ancien des vésicules séminales, inflammation de la membrane muqueuse de la vessie, à diverses reprises, accompagnée de fièvre aux mêmes époques ; guérison parfaite.

M. le baron de Vic, Courlandais, âgé de 50 ans, demeurant rue Duphot, vint me trouver le 5 septembre 1823, et m'apprit qu'il avait quitté la Russie avec la résolution de venir profiter à Paris de l'heureuse découverte de Ducamp ; qu'ayant appris à Metz la mort de ce célèbre auteur, il avait pris tous les renseignemens convenables pour n'être pas la dupe des avis contradictoires des journaux, à l'égard de Pasquier fils. Il ajouta que la famille du défunt lui avait donné mon adresse, comme le successeur désigné dans son testament.

Quinze ans auparavant, il avait eu une première rétention d'urine, puis une seconde trois ans après. Ces maladies furent guéries par des bains, des cataplasmes et un régime sévère, qui réussirent beaucoup mieux qu'une sonde mal dirigée, qui fut aussi employée.

Dans la suite, le malade se servit de bougies

de corde à boyaux, avec un succès momentané pendant quatre à cinq ans. Depuis un an, il avait éprouvé plusieurs petites rétentions; le jet de ses urines avait diminué considérablement au point de tomber souvent perpendiculairement, ainsi qu'à son arrivée à Paris. Il avait éprouvé au moins cinq blennorrhagies, dont plusieurs durèrent *plus de deux mois;* à la vérité, il montait à cheval et buvait du vin pendant leur durée; aussi eût-il, à deux reprises différentes, un engorgement du testicule.

Je lui trouvai un premier rétrécissement qui s'étendait de 5 pouces 1 ligne à 6 pouces 10 lignes; son diamètre n'était que de 2 tiers de ligne, et n'eut jamais plus d'une ligne et demie; pendant tout le traitement de ce premier rétrécissement qui exigea 13 cautérisations. Dans l'intervalle de ces opérations, il fut, soit par l'influence des bougies dont il ne pouvait se passer, soit par l'ardeur d'un tempérament trop impérieux, souvent affecté à divers degrés de tous les symptômes qui caractérisent l'inflammation de la vessie. Malgré les saignées convenables et un grand nombre de bains, il eut une maladie d'autant plus longue, que la saison prolongea beaucoup son traitement.

Un deuxième rétrécissement s'étendait de 7 pouces 2 lignes à plus de 7 pouces 8 lignes, où je fus obligé de cautériser deux fois; dès-lors une bougie de 2 lignes put entrer dans la vessie; c'était le 29 décembre. Jusqu'au 10 janvier, on continua la dilatation pour ramollir au même degré les parois de l'urètre qui avaient été extraordinairement durcies par le fréquent usage des bougies, autant que par l'ancienneté de la maladie. Je ne tardai pas à apercevoir, dans une forme particulière de la sonde exploratrice, qu'il existait une tumeur qui déprimait l'urètre un peu en deçà du col de la vessie; dès-lors je m'assurai que ce n'était point la prostate, mais bien les vésicules séminales qui la formaient. Quinze jours d'un traitement approprié à cette exception me suffirent pour me persuader que cet engorgement ne se dissiperait que lentement, et exigeait un traitement que le malade ne pouvait faire que dans une saison plus opportune, ce qui se conciliait avec ses projets de voyage.

En effet, il alla passer le reste de l'hiver en Allemagne, où, en suivant mes conseils, il a recouvré une parfaite santé et le plus grand diamètre de l'urètre, comme il me l'a confirmé par une lettre, et le témoignage verbal d'un de ses amis.

Je ferai connaître plus tard toute l'utilité d'un fait aussi important. Qu'il me suffise aujourd'hui de faire remarquer que déjà avant de quitter Paris, ce malade n'offrait plus aucun signe du catarrhe de vessie qu'il avait tant redouté d'après l'opinion des médecins.

TRENTE-TROISIÈME OBSERVATION.

Premier rétrécissement, 18 lignes d'étendue, 3 cautérisations. Deuxième rétrécissement, 3 lignes, une cautérisation. Troisième rétrécissement, 14 lignes seulement, 3 cautérisations.

En décembre 1822, M. le baron d'A..., maréchal de camp, âgé de 60 ans environ, d'un tempérament sanguin, consulta Ducamp pour des douleurs sourdes qu'il éprouvait déjà jour et nuit dans la région de la vessie. Ducamp, n'ayant pas trouvé les deux rétrécissemens qui existaient dans le canal de l'urètre, portés à l'extrême, fut disposé à croire que cet état indiquait une tendance au catarrhe de la vessie. Le régime qu'il prescrivit en attendant que le malade eût le loisir de se faire traiter, ne fit que ralentir un peu la marche de sa maladie. Dès qu'il se livrait un peu à la fatigue ou à la table, les reins devenaient douloureux, les urines se coloraient et prenaient plus d'odeur; en un mot, le mal allait toujours croissant. La présence de quelques glaires dans les urines n'était pas constante. Aussi, quand il vint se confier à mes soins, le 15 janvier 1824, je pus le rassurer sur les suites de son catarrhe, que je présumai être encore au premier degré, et par conséquent très-susceptible de guérison. Je lui reconnus un premier rétrécissement à 2 pouces 3 lignes, formant un cône régulier, au sommet duquel le canal n'avait qu'une ligne et quart de diamètre. Une bougie d'une ligne put pénétrer dans la vessie. Ce premier rétrécissement avait 18 lignes d'étendue ; néanmoins, il n'exigea que trois cautérisations. Un second rétrécissement existait à 5 pouces 6 lignes, et ne s'étendait qu'à 3 lignes au-delà : une seule cautérisation suffit pour le détruire.

Un troisième, s'étendant de 6 pouces 9 lignes à 7 pouces 8 lignes, céda à trois cautérisations.

La dilatation s'obtint un peu plus lentement que de coutume par l'influence du tempérament, éminemment sanguin, de ce malade et d'un régime trop peu sévère. L'irritation particulière des reins, annoncée par la présence du sable rouge, dans les urines, disparut néanmoins avant la fin du traitement.

Une boisson plus copieuse que d'habitude rendit l'urine plus transparente, mais, il restait quelques doutes sur la convalescence. Une sonde d'argent servit enfin à dissiper toutes les craintes sur un calcul et sur le catarrhe de la vessie. M. le maréchal quitta Paris pour reprendre un genre de vie plus tranquille à la campagne, ainsi que l'usage du lait et du petit-lait. Plus d'un an après, il me fournit l'occasion de le rassurer entièrement sur sa santé, que rien n'avait altéré jusqu'alors.

TRENTE-QUATRIÈME OBSERVATION.

Catarrhe de vessie et plusieurs rétrécissemens de l'u- *rètre causés par un calcul dans la vessie. Néces-* *sité d'employer la sonde métallique après la gué-* *rison des rétrécissemens.*

M. B... âgé d'environ 50 ans, demeurant rue du Doyenné, n.° 8, ayant appris que Ducamp m'avait désigné comme son successeur dans la confiance du public, vint me consulter, le 10 avril 1823, pour une affection grave de l'urètre, de la vessie et des reins; je lui trouvai un premier rétrécissement à 2 pouces 6 lignes, qui, à 3 pouces, n'avait plus qu'une demi-ligne de diamètre. La nature de l'engorgement de la membrane interne de l'urètre était d'une dureté si grande qu'il fallut 7 cautérisations pour élargir convenablement le canal jusqu'à 3 pouces 10 lignes. Là, ce dernier n'avait plus que 2 lignes de diamètre, et il fallut encore 7 cautérisations pour lui redonner 2 lignes et demie jusqu'à 4 pouces 1 ligne. Le 27 mai, une bougie de 3 lignes put passer jusque dans la vessie; l'usage en fut continué jusqu'au

4 juin, jour où on la remplaça par une de 3 lignes et demie, ainsi que le lendemain.

Le malade présentait habituellement une irritabilité surprenante de l'urètre, qui rendit, à plusieurs reprises, l'entrée de la bougie de 3 lignes et demie impossible. Ce phénomène me portait à attribuer à une cause inconnue cette espèce d'accident, que je n'avais jamais trouvé aussi opiniâtre chez mes autres malades. Celui-ci partageait mes présomptions, et ne cessait de me répéter que je ne parviendrais jamais à le guérir complettement, « parce que, disait-il, il est des maladies que les médecins ne peuvent pas guérir, et la mienne est du nombre. » L'usage d'une bougie de 3 lignes et demie, paraissant difficile à continuer, je conseillai au malade de s'en tenir à celle de 3 lignes, et combattre l'altération que conservaient encore les urines, par une boisson habituelle d'une décoction de raisin d'Ours.

C'est ici le cas d'ajouter que le malade, ayant éprouvé de nouvelles difficultés d'uriner et ne pouvant probablement pas se faire soigner chez lui à son gré, se fit transporter à la maison royale de Santé. N'ayant reçu de lui aucune nouvelle pendant plusieurs mois, je lui écrivis pour le prier de venir me voir ; il me fit la réponse suivante :

Paris, le 5 décembre 1823.

« MONSIEUR,

» Si je n'ai pas plus tôt répondu à la lettre que
» vous m'avez fait l'honneur de m'écrire, et qui est
» on ne peut pas plus honnête, c'est que j'étais
» entré à la Maison Royale de Santé, pour me
» faire opérer de la pierre. J'ai eu une opération
» bien douloureuse ; la première opération com-
» mença le lundi, où l'on m'ôta une petite pierre
» de la grosseur du pouce. Le jeudi suivant, l'on
» r'ouvrit la plaie, et l'on en tira une petite de la
» grosseur de la cuisse d'une noix. Le mardi de la
» deuxième semaine, l'on fut obligé de recommen-
» cer ; l'on en tira encore plusieurs petites.

« *Signé* BAUDET. »

Il est heureux de faire connaître que, malgré
tous ces divers accidens, le malade leur a sur-
vécu ; que d'après l'exiguité et la longueur du
rétrécissement dont il était affecté, il est démontré
que s'il avait éprouvé une rétention d'urine complète avant la cautérisation de l'urètre, le malade serait mort des accidens causés par le catéthérisme forcé dans une telle disposition des
parties.

Je profiterai de cette occasion pour établir un

principe nouveau que devront s'imposer ceux qui se livreront au traitement des rétrécissemens de l'urètre par cautérisation. Ce serait de ne pas terminer un traitement sans avoir exploré la vessie avec un algalie d'argent dans tous les cas douteux, afin de s'assurer qu'il n'existe pas de corps étranger dans ce viscère. Le chirurgien y trouvera l'avantage de prouver qu'il a complété la guérison, et le second une plus grande sécurité pour l'avenir. Cette précaution, de sa part, l'empêchera d'être la dupe de la mauvaise foi de celui qui pourrait lui laisser un rétrécissement près du col de la vessie, qui sera toujours le plus grave et le plus difficile à traiter pour tous ceux qui n'auront pas une très-longue expérience.

TRENTE-CINQUIÈME OBSERVATION.

1.º *Deux rétrécissemens compliqués de fistules urinaires et de hernie; 2.º guérison complète en deux mois, sans la moindre altération depuis deux ans et demi; 3.º neuf cautérisations seulement.*

« Vous trouverez ci-inclus le certificat de ma maladie et de mon traitement que j'ai rédigé sans faveur et sans partialité, d'après le témoignage de ma conscience qui ne connaît que l'auguste vérité, *amicus Plato, sed magis amica veritas* ! J'adopte d'avance les additions et les changemens qu'il vous plaira y faire; je puis m'être trompé sur le choix des expressions; mais c'est bien involontairement, de quoi je vous prie d'être bien convaincu, ainsi que des sentimens de ma reconnaissance qui sera éternelle, après l'assurance de mon estime et de ma considération.

Votre dévoué et affectionné serviteur,

Signé BRUGIÈRE, avocat.

Allée des Veuves, n° 17, Champs-Élisées.

CERTIFICAT.

M. Brugière, avocat, célibataire, âgé de 64 ans, déclare, avoir eu deux gonorrhées *cordées* avec gonflement des testicules, l'une en 1787 et l'autre en 1812, dont il fut guéri par des frictions mercurielles et par le rob de Laffecteur. Que pendant la dernière de ces maladies, son médecin employa des sondes et des bougies pour faciliter l'émission des urines, qui était devenue si pénible, qu'il s'en suivit un abcès au périnée et des fistules urinaires, qui guérirent néanmoins à la fin du traitement. Que sans avoir contracté une nouvelle gonorrhée, il éprouva, sur la fin de l'année 1812, une rétention d'urine qu'il attribua au rétrécissement du canal et à l'inflammation causée par les divers remèdes dont il avait fait usage. Il urinait lentement et avec beaucoup de peine ; un écoulement blanchâtre, gluant et opiniâtre tachait son linge. Il s'abstint de liqueurs fortes, inutile précaution. Sa situation devint de plus en plus critique ; les envies d'uriner le suivaient partout et il urinait peu à la fois, par un jet mince, tournoyant et si lent, qu'elles tombaient verticalement goutte à goutte entre ses jambes.

En 1823, ses souffrances allaient toujours en croissant ; il éprouva trois ou quatre rétentions d'urine complètes ; sa verge s'enflait et rien n'en sortait ; il ne pouvait uriner qu'avec des efforts incroyables et en s'accroupissant comme pour aller à la selle. En mars et en avril, il éprouva des accès de fièvre qui s'annonçaient par des frissons. Il lui arriva souvent de rendre involontairement des matières fécales en même temps qu'il urinait par devant et par derrière.

En avril dernier, son testicule gauche gonfla prodigieusement à la suite d'une longue marche ; il *sortit en même temps du sang de la verge.* Se trouvant à la campagne, près de Fontainebleau, lors de cet accident, il revint bien vite prendre conseil d'un médecin, qui lui ordonna de garder le lit, et lui fit appliquer six sangsues sur le testicule enflé, ensuite des cataplasmes de graine de lin, qu'il renouvela pendant plus d'un mois, faisant usage des boissons émollientes. Il maigrissait à vue d'œil. Le sommeil, qui lui était si nécessaire pour oublier ses maux, avait fui loin de lui, sa situation était alarmante. Ayant lu de confiance et avec foi l'ouvrage de l'immortel Ducamp, il ne doutait pas de sa guérison.

Trois ou quatre jours après l'engorgement de son testicule, il se fit, du dépôt qui envahissait le périnée et une grande partie du scrotum, un épanchement de pus si considérable, qu'il perça les draps, les matelas et la paillasse. Pendant plusieurs jours de suite, une grande quantité de pus très-fétide s'écoula par les piqûres des sangsues, les parties malades se dégorgèrent et lui permirent de revenir à Paris le 10 juin.

« Je n'eus rien de plus pressé, ajouta-t-il, que de me rendre chez M. Ducamp. Ma douleur fut extrême d'apprendre qu'il était décédé. Je me présentai chez un pharmacien, voisin de sa demeure, pour m'indiquer celui qui l'avait remplacé ; on m'en indiqua UN AUTRE QUE LE VÉRITABLE ; je ne fus pas dupe de cette supercherie. Je montai au domicile de M. Ducamp ; son beau-père et madame sa veuve eurent la complaisance de m'adresser à M. le docteur Nicod, rue Saint-Florentin, n° 8, dont ils me remirent l'adresse, en m'apprenant que M. Ducamp l'ayant désigné comme très-capable de le remplacer.

» Le 15 juin, d'heureux souvenir, je me présentai chez le docteur Nicod, qui me reçut avec bonté. Je lui fis l'exposé de ma maladie et de mes souffrances, telles que je les ai décrites, en lui disant que je désirais être traité par les moyens curatifs de Ducamp. « Je n'en emploie pas d'autres, me répondit-il »............................
.....En quelles mains plus sûres et plus habiles, M..Ducamp pouvait-il confier ses maladies? Un tel choix fait honneur à son discernement et à sa mémoire.

» Le même jour et jours suivans, jusqu'au 1er août, M. Nicod m'a cautérisé neuf fois, sans que j'aie éprouvé une douleur trop sensible par l'introduction de ses instrumens. Dès la troisième opération, j'éprouvai une amélioration sensible ; le jet était soutenu et arqué ; je n'éprouvai plus de chaleur dans le canal. A la huitième opération, l'écoulement cessa ; je ne mouillai plus mon linge ; les fistules à l'anus et à la racine de la verge se cicatrisèrent ; j'urinai à plein canal et par les voies naturelles ; les fistules urinaires s'oblitérèrent par la destruction des obstacles qui affectaient le canal de l'urètre. Frappées de mort par l'application des agens chimiques, sous la direction de la main habile de mon médecin, elles n'ont plus reparu, et des jours sereins et tranquilles ont succédé à des angoisses et à des douleurs vivement senties, dont il ne me reste plus que le souvenir.

Après avoir détruit les obstacles dans toute leur étendue sans léser les parties saines par l'application du caustique, qui, chez moi, bien loin de produire aucune inflammation dans le canal, a fait cesser celle qui était la cause de tous mes maux, M. Nicod s'est occupé de dilater le canal avec une patience, un art et un dévoûment au-dessus de tous les éloges, qui, souvent, m'ont fait couler des larmes de sensisibilité, récompense bien digne de celui qui en était l'objet, à laquelle nulle autre ne peut être comparée (1).

Pendant les quinze premiers jours d'août, il a

____

(1) J'aurais passé sous silence l'éloge que la reconnaissance pure a dicté à ce malade, s'il n'eût dû toucher que moi ; mais j'espère qu'il enflammera assez le cœur de quelques-uns de mes élèves pour les faire triompher comme moi, de toutes les difficultés qu'offrait la dilatation de l'urètre chez un homme qui était venu chez moi six semaines auparavant avec des fistules énormes, une au-dessous de la racine de la verge, et l'autre au périnée. En effet rien n'est plus difficile que cette opéraration dans l'espèce dont il s'agit. Les sinuosités et les contours opposés qui résultaient de la coexistence d'une hernie considérable et de fistules urinaires m'ont fait apprécier au-dessus de tout autre, le dilatateur d'argent dont j'ai fait graver le dessin. (*V. pl.* 11.) Cet instrument me parut ici de la plus grande efficacité, autant pour redresser le canal que pour le dilater.

employé un dilatateur en argent et les bougies à ventre de Ducamp. En les laissant séjourner quinze à vingt minutes, bientôt j'ai pu moi-même passer une bougie de 4 lignes dans ma vessie; mon canal s'est trouvé tellement dilaté que mes urines ont repris leur cours tel qu'il était avant que j'eusse contracté des gonorrhées; mes urines sont claires et limpides, dégagées de bourbe et de glaires. Il y a six mois que mon traitement a cessé, et depuis il ne m'est survenu aucun accident.

» Honneur et gloire à l'ami de l'humanité souffrante, à Ducamp, qui a inventé et perfectionné les moyens curatifs que j'ai exposés; ils sont merveilleux, et un prodige éclatant de vertu et de leur bonté; aucun autre procédé ne leur est comparable. Que son nom soit inscrit en lettres d'or dans le temple de mémoire pour être l'objet de l'estime et de la vénération de ses contemporains et de la postérité. M. Nicod, je vous dois la vie, la guérison de tous mes maux; puisse l'Éternel, le Dieu tout puissant, l'unique dispensateur des *lumières* et des talents, prolonger la vôtre au-delà du terme ordinaire pour le bonheur de l'humanité, c'est mon vœu le plus ardent. *Homo es, et nihil humani à te alienum puto.*

A Paris, le 24 février 1824.

JEAN-ROCH-JOACHIM BRUGIÈRE.

TRENTE-SIXIÈME OBSERVATION.

*Rétrécissement de trois pouces six lignes d'étendue,
compliqué de deux fistules urinaires. Guérison de
ces dernières après la treizième cautérisation ; puis
après la vingt-unième ; puis enfin après la
soixantième : guérison complète.*

M. Parelle, âgé de 56 ans, peintre paysagiste,
demeurant rue du faubourg Saint-Denis, n.° 74,
était atteint d'une affection calculeuse portée
plus particulièrement sur le rein gauche, lorsqu'il fut affecté d'une gonorrhée cordée qui fut
mal traitée et lui procura un dérangement plus
grave dans les voies urinaires (il y a vingt ans).
D'abord, il éprouva presque journellement une
pesanteur insupportable au périnée ; plus tard,
des stranguries très-douloureuses, et son linge
fut presque toujours taché par un écoulement
intermittent. Enfin, en 1821, son malaise devint
plus pénible ; une douleur très-aiguë se fit sentir à la naissance de la verge *lorsqu'il urinait* ; il
ÉPROUVAIT A CETTE PLACE UNE ESPÈCE DE DÉCHIRE-
MENT SUIVI DE CUISSON TRÈS-VIVE.

Des bains de siége, des boissons diurétiques
calmèrent les douleurs ; la fièvre et les frissons
disparurent. Accoutumé à surmonter son mal,

il végéta ainsi jusqu'au mois de juin 1822, où il lui revint, à la même région, une douleur qui s'accrut insensiblement. Une petite tumeur commençait à s'y former lorsque sa mère fut attaquée d'une maladie qui ne laissait plus d'espoir. Il négligea tout pour se rendre à Saint-Germain où elle demeurait. C'est alors que cette tumeur prit le volume d'un œuf. Après avoir rendu les derniers devoirs à sa mère, il se remit entre les mains du médecin qui lui donnait des soins précédemment; celui-ci prescrivit des sangsues, des cataplasmes de graine de lin et des bains de siége. Huit jours après, la tumeur perça pendant la nuit et il fut très-surpris d'avoir inondé son lit. En urinant, il acquit la preuve que les urines s'étaient ouvert un passage au-dehors. Bientôt il se forma sous les bourses deux, trois, et même une quatrième fistule, puis l'urine ne coula plus qu'en petite quantité : « Jusque là » tout paraissait bien pour le traitement, mais » son médecin, TRAITANT CELA COMME UNE » HERNIE, LE TINT HUIT MOIS A L'APPLICA- » TION DU CATAPLASME, *de la toile de mai,* » *des compresses d'eau de Goulard, et lui posa un* » *cautère à la cuisse. Enfin, il le renvoyait au jus* *d'herbes* (1). » Un traitement aussi singulier ou-

____

(1) Comme beaucoup des médecins envoyent aux Eaux les malades dont ils connaissent mal les maladies. Grand exemple

vrit enfin les yeux au malheureux malade, mais beaucoup trop tard. Il s'adressa à M. Baron, médecin des enfans de France, qui lui dit de cesser tout ce qu'il faisait, *même le cautère*, et qu'il ne pouvait guérir que par les sondes et la cautérisation pratiquée par M. Nicod, désigné par Ducamp.

M. Parelle vint me consulter le 29 avril 1825, je reconnus que son premier rétrécissement commençait à 5 pouces 6 lignes du méat urinaire (planche première figure 20). Une bougie n° 1 ne put parvenir qu'à 5 pouces 10 lignes, après trois jours de préparation. Le 1er mai nous résolûmes et exécutâmes la première cautérisation, qui fut presque insensible pour le malade. Elle donna assez de largeur au canal pour prendre à 6 pouces 2 lignes l'empreinte, figure 21, dont la bifurcation, dans la direction du canal, annonçait une bride. Dès-lors je pus employer mon porte-caustique de 2 lignes de diamètre que Ducamp avait approuvé avant sa mort. Cette espèce de rétrécissement étant *très-dur*, de sa na-

---

d'incurie ou de charlatanisme ? Les médecins qui ne connaissent pas les maladies dévolues ordinairement aux chirurgiens ne devraient-ils pas consulter ces derniers ou leur adresser les malades ! Mais que ne peut se permettre un bigot sous le Ministère de M. de Corbière ?.....

ture, une plus forte dose de caustique fit encore peu d'effet. Il fallut 8 cautérisations pour redonner au canal le diamètre naturel, jusqu'à 6 pouces. Les différentes formes des empreintes eurent toujours un caractère particulier que l'expérience apprendra à bien apprécier. Il nous suffira de dire que l'urètre, dans l'étendue de deux pouces, n'eût le plus souvent qu'une ligne ou une ligne et demie de diamètre.

Le 17 juin 1823, après la 13eme cautérisation, pratiquée à 7 pouces, les fistules qui s'étaient dégorgées progressivement, se cicatrisèrent complètement. Au-delà de 7 pouces les empreintes furent tantôt applaties verticalement, tantôt horisontalement. Le 2 juillet, le canal se trouva en bas (fig. 22) à 7 pouces, j'y appliquai (*comme il le faut*) le porte-caustique avec une éminence ; même succès que d'habitude. La santé du malade lui permit d'aller passer 8 jours à la campagne. Les fistules, rouvertes légèrement, se fermèrent une seconde fois. Le 22 du même mois, au lieu d'être en bas comme le 2, le canal se trouva en haut à 7 pouces 6 lignes. Enfin, parvenu à 8 pouces 6 lignes, plusieurs cautérisations finirent par détacher une escarrhe de 3 à 4 lignes de diamètre, percée circulairement dans son milieu. La dernière cautérisation fut pratiquée à 8 pouces 3 lignes ; mais plusieurs autres le furent de 8 pouces 6 lignes à 5 pouces 6 lignes, de telle manière qu'il ne resta aucun point de ce long intervalle qui n'ait eu besoin d'être cautérisé, par les raisons que nous allons en donner. Non-seulement il ne restait au canal qu'une ligne ou quelquefois une ligne et demie de diamètre jusqu'au col de la vessie, mais les végétations se reproduisirent plusieurs fois dans les mêmes lieux, en sorte qu'on peut regarder les soixante cautérisations qui furent pratiquées dans une aussi grave maladie, comme peu de chose, en comparaison de l'étendue d'un rétrécissement qui avait réellement trois pouces six lignes. Je dis *réellement*, parce que je pense que l'on doit regarder comme *un seul rétrécissement* les maladies où *il n'y a pas interruption d'engorgement*, au point de rendre inutile la cautérisation. Ce point de pratique est très-délicat à fixer ; il n'y a qu'une très-longue expérience qui puisse fournir les principes à cet égard. Plusieurs malades de Ducamp m'ont assuré qu'il la supprimait lorsque l'urètre avait repris le diamètre de 2 lignes et demie ; mais le dernier porte-caustique, qu'il *a tant recommandé* A L'EXCLUSION DU PREMIER, ne semble-t-il pas indiquer qu'il voulait qu'on cautérisât jusqu'à 3 lignes?.... Je pense qu'on ne peut pas en fournir un meilleure preuve que celle de ma trente-unième observation. Mais comme il avait déjà reconnu, comme moi, que chez un certain nombre d'hommes l'urètre n'a que deux lignes et demie de diamètre ; il avait eu sans doute plusieurs raisons de convenir « que mon instrument »pouvait servir, en me recommandant de me »servir aussi du sien ; c'est-à-dire de celui de »trois lignes. » M. P... m'offrit encore l'exemple d'une grande difficulté qu'il faut savoir surmonter dans la pratique sans nuire au malade : c'est le cas où l'excès de l'inflammation semble avoir bouché complètement le canal. Le 22 novembre, *l'empreinte continuant d'être un peu tronquée, et aucune bougie ne pouvant pénétrer dans la vessie, même au moyen d'un conducteur*, il me vint un soupçon de fausse route parce que le malade avait fait usage de bougies et que d'ailleurs *il y avait eu* ULCÉRATION POSITIVE *et* PERFORATION DE L'URÈTRE. Toutes les recherches convenables n'ayant rien fait découvrir à cet égard, le repos et les rafraichissans suffirent pour me donner, le 28 novembre 1823, la satisfaction d'introduire une sonde d'argent dans la vessie. Celle-ci en fit sortir beaucoup d'urine boucheuse, et dissipa toute crainte de fausse route. Le 1er décembre, la même sonde sortit de la vessie encore remplie d'urine trouble ; une bougie à ventre de 3 lignes fut arrêtée dans le col de la vessie. Mais dans la suite elle dilata

si bien le canal qu'on pût regarder la guérison
complète comme certaine. En effet, cinq mois
après ce traitement, l'embonpoint était revenu
et la dilatation de l'urètre était encore parfaite,
V. tom: 1f, chap: VIII et IX.

TRENTE-SEPTIÈME OBSERVATION.

*Catarrhe de vessie à la suite d'une rétention d'urine
  qui avait donné lieu à une fistule urinaire. Guérison spontanée de la fistule sans sonde ni autre
  soin que celui du malade de comprimer l'ouverture
  avec un tampon de linge. Deux rétrécissemens
  guéris par huit cautérisations. Catarrhe pulmonaire; angine, délire, guérison.*

M. L..., âgé de 62 ans, demeurant à Meudon,
m'apprit, le 8 mai 1824, que depuis 15 ans il
éprouvait une dysurie qui n'avait fait qu'augmenter avec l'âge. Que douze ans auparavant, il
eut un abcès qui s'ouvrit spontanément au périnée et donna issue à de l'urine que lui contes-
tèrent MM. Dubois, professeur, et Fabre, docteur en médecine, probablement pour ne pas
affecter un malade doué d'un tempérament éminemment nerveux. Quoi qu'il en soit, il fit tant,
qu'il prouva qu'il avait raison, et continua soigneusement le tampon de linge avec lequel il
comprimait la fistule urinaire, surtout pendant

l'émission de l'urine CE MOYEN SUFFIT POUR GUÉRIR SANS SONDE NI BOUGIE?

Puisque ce malade avait souffert trois ans avant d'avoir l'abcès, il était probable qu'une inflammation ulcéreuse s'était établie dans la courbure de l'urètre où se trouvait en effet le principal rétrécissement (à 6 pouces 9 lignes). Il existait bien aussi de légères végétations à 5 pouces, mais elles furent entièrement détruites par une seule cautérisation. Le deuxième rétrécissement en exigea sept qui furent pratiquées de 6 pouces 9 lignes à sept pouces 6 lignes.

Après la deuxième cautérisation le malade urinait de mieux en mieux; mais après la quatrième il fut stupéfait (comme il arrive quelquefois) lorsque le jet de l'urine se suspend tout-à-coup par le déplacement d'une escarrhe. Je remédiai à ce petit accident en faisant garder quatre minutes une bougie d'une ligne et demie à travers le rétrécissement, et dès qu'il eut uriné et rendu l'escarrhe, une bougie à ventre de 2 lignes et demie pût séjourner dans le rétrécissement pendant un quart d'heure. Le lendemain il rendit des glaires dans les urines aussi copieusement, mais avec moins de douleurs qu'avant son traitement, quoiqu'il eût eu de la fièvre pendant la nuit. Néanmoins, trois jours après, les urines coulèrent plus librement que jamais.

J'employai de nouveau un dilatateur de 2 lignes et demie, diamètre naturel de l'urètre, pour favoriser encore la sortie des glaires.

De ce que le malade fut affecté d'un catarrhe pulmonaire aigu le lendemain de la septième cautérisation, doit-on en conclure que cette maladie en fût réellement l'effet? Je ne le pense pas d'après tout ce que j'ai observé sur d'autres. Mais il vrai de dire que sur deux cents malades j'en ai trouvé deux autres qui avaient une grande susceptibilité analogue à celle de M. L...

Ces exceptions, rares à la vérité, m'ont paru d'autant plus importantes à noter, que ce même malade, après avoir passé deux mois à la campagne, où il recouvra beaucoup de forces et négligea la dilatation de son canal, fut forcé de se faire cautériser encore une fois à 7 pouces 3 lignes, pour quelques végétations situées *en haut et à gauche*, et que le lendemain il eut une angine avec fièvre et délire, comme de coutume.

Si toutes ces craintes étaient fondées en raison pour un autre individu aussi susceptible que M. L..., vaudrait-il mieux le laisser mourir d'un catarrhe de vessie, que de désobstruer l'urètre si souvent cause de cette maladie réputée incurable jusqu'à Ducamp?

L'opinion du médecin qui, plus de douze jours après la cautérisation, lui attribuait l'impossibilité de se tenir debout ni assis, ainsi que les grandes angoisses que ce malade éprouvait le 13 septembre, me paraît moins probable que celle qui ferait dériver la faiblesse de l'état fébrile; la fièvre de l'affection concomittante de la poitrine habituellement malade et de l'estomac délâbré, depuis un grand nombre d'années. Nous avons si souvent prouvé dans notre pratique à l'hôpital Beaujon, qu'il n'y a pas de péripneumonie mortelle, quand elle est bien traitée pendant les deux premiers jours, que nous n'hésitons pas de nous prononcer contre la méthode expectante, et de nous flatter d'avoir déjà guéri plusieurs catarrhes réputés incurables. *Melius anceps remedium quàm nullum !* Aussi le catharre vésical est guéri

TRENTE-HUITIÈME OBSERVATION.

Catarrhe vésical causé par un calcul; illusion des signes RATIONNELS *dans les maladies internes: illusion des malades endoctrinés par le docteur Civiale. Méthode du brisement de la pierre, réduite à sa juste valeur par la mort de deux de ses malades. Son défaut de ne pas constater la guérison par le cathétérisme, et de ne pas la faire constater par plusieurs chirurgiens experts.*

M. de Tacher, âgé de 71 ans, demeurant au Mans, passait, aux yeux de deux médecins dis-

(107)

lingués du département d'Indre-et-Loire, pour
être affecté depuis plus de deux ans d'un catarrhe
de vessie auquel ils attribuaient une dysurie très-
douloureuse et qui devint peu à peu presque insupportable pendant l'émission de l'urine. Quoique la douleur se fît sentir souvent dans toute
l'étendue de l'urètre, elle affectait encore un peu
plus particulierement le méat urinaire. Les urines étaient presque habituellement mélangées de
mucosités, et répandaient une odeur ammoniacale très-prononcée. Voilà certainement des signes
présomptifs d'un catarrhe véritable de la vessie (1);
mais n'était-ce pas ici le cas de faire l'application
de cette grande nécessité de réunir les connaissances médicales et chirurgicales si l'on veut pratiquer la vraie médecine pour le bien de l'humanité plutôt que pour sa propre fortune. Voyons
un peu tout ce qui est arrivé de vérité par cette
observation intéressante.

Les deux médecins, ignorant complètement
toute la valeur de la sonde exploratrice de Du-

---

(1) Certes les Ecoles où l'on réunit, comme aujourd'hui,
l'enseignement de toutes les branches de l'art de guérir,
valent mieux que les anciennes sous le rapport de leur organisation ; mais tant qu'on ne rétablira pas les concours pour
le choix des professeurs, la faveur et l'intrigue usurperont la
chaire qui devrait être réservée au mérite.

camp, ne s'en servirent pas; ils n'en avaient pas encore vu une seule, quoiqu'elles fussent inventées depuis plus de deux ans. Ils se servirent donc d'une sonde de gomme élastique pour explorer l'urètre et la vessie; ils y trouvèrent, ou crurent y rencontrer deux rétrécissemens. Ce fut aussi sur cette induction, à quelques égards un peu équivoque, que le malade s'étant assuré que j'avais guéri fort heureusement M. de Méz.... d'une maladie accompagnée des plus graves symptômes, résolut de venir à Paris se confier à mes soins, avec la plus parfaite confiance.

Ses médecins s'étaient fait une si grande idée des rétrécissemens de l'urètre, qu'ils le soumirent à un traitement par dilatation au moyen des sondes élastiques, afin de le disposer (lui dirent-ils) à être cautérisé par moi avec plus d'avantage et de succès. Ce traitement dura plusieurs semaines sans améliorer sensiblement l'état du malade, qu'une inflammation plus aiguë de la vessie força de partir enfin pour Paris; il y arriva le 6 avril 1824.

Il m'apprit que dans le cours du mois précédent il avait été dilaté par les sondes graduées jusqu'au n.° 9. Ce qui eût pu m'étonner, si je n'eusse pas su depuis long-temps que plusieurs médecins emploient beaucoup de remèdes inutiles pour perdre, le plus tard possible, la confiance des malades qu'ils ne peuvent que traiter mal. Ce serait peut-être ici le cas d'examiner si les siens n'eurent pas un double tort, laissant une sonde dans l'urètre et la vessie pendant un voyage de 45 lieues. Je préférai rester dans le doute aux yeux du malade, et lui conseillai néanmoins de la supprimer jusqu'au lendemain, afin de laisser à la membrane de l'urètre le moyen de se dégorger, et d'apprécier mieux les excroissances que je m'attendais à y rencontrer. Pour mieux calculer ensuite les divers changemens présumables, j'employai d'abord une sonde exploratrice de 2 lignes et demie, un peu plus grosse que la sonde que je fis retirer. Elle s'arrêta à 5 pouces 7 lignes et annonça de légères végétations jusqu'à 6 pouces une ligne sur la paroi inférieure de l'urètre. Le lendemain, la sonde exploratrice, de même diamètre, étant passée dans la vessie avec une grande facilité, j'en conclus que le rétrécissement de la veille dépendait d'un certain degré d'inflammation dans la courbure du canal, où la sonde, souvent d'un tissu trop dur, doit toujours frotter et nuire davantage (1). En effet, les vives douleurs qui ac-

---

(1) Tant que la liberté de la presse n'aura pas duré assez longtemps pour purifier nos mœurs, on ne saurait trop répéter que la dégénération s'est étendue à toutes espèces de fabrication, de même qu'à celle des sondes et bougies de gomme élastique dont Maker en 17.. avait enrichi la France. En général, les fabri-

compagnaient l'émission des urines, le canal étant libre, me firent craindre la présence d'une pierre dans la vessie. Une sonde d'argent n'y fut pas plus tôt introduite que le choc qu'elle éprouva ne me laissa plus aucun doute sur la nature de la maladie.

Ayant plusieurs raisons de douter que l'on s'était mépris sur l'existence *des deux rétrécissemens susdits,* je voulus savoir si le canal serait assez large pour admettre le brise-pierre de Leroi-Civiale. J'employai à cette recherche mon dilatateur d'argent de trois lignes et demie de diamètre (V. *pl.* IIe, *fig.* 1). Il passa avec la plus grande facilité dans la vessie, sans la moindre douleur pour le malade, qui en resta très-étonné. Cela fut pour moi une nouvelle raison de douter de la réalité des rétrécissemens, et une occasion utile de choquer la pierre d'une manière si distincte,

---

ques de Paris même, travaillent sur de mauvais modèles et font des bougies dont la pointe a souvent trop de dureté, trop de consistance ou trop de mollesse; de sorte qu'elles restent trop droites vers leur pointe et s'adaptent mal à la courbure de l'urètre. Voilà pourquoi un de nos professeurs en chirurgie qui n'a point encore assez acquis d'expérience dans ce genre d'opérations vient d'employer plus de huit jours pour pénétrer à 3 pouces dans l'urètre avec les plus minces bougies. (V. Hist. de la Caut. Ch. Sur la *manière de se servir des instrumens de Ducamp.*)

-que l'oreille de son épouse en fut aussi frappée que celle du malade.

Il me devint dès-lors plus facile de le rassurer sur son catarrhe de la vessie et de lui persuader que la cause TOUTE MATÉRIELLE de sa maladie pouvant s'enlever facilement, il devait se livrer d'autant plus volontiers à l'espérance, que le célèbre opérateur SOUBERBIELLE avait OPÉRÉ PAR LE HAUT APPAREIL un de ses parens avec un succès parfait. Je prescrivis pour boisson du petit-lait, de l'orgeat, du lait d'amandes; pour nourriture, des alimens légers et du lait. Nous convînmes ensemble qu'il s'astreindrait à ce régime pendant huit jours, avant de le soumettre à l'opération de la taille pour laquelle il ne paraissait pas avoir la moindre répugnance. Le jour même qui était fixé pour une consultation entre M. Souberbielle, un autre chirurgien et moi, un compère vint lui parler de M. Civiale, l'entraîna chez lui dès le matin sans m'en prévenir (le malade logeait dans ma maison). M. Civiale lui fit un si bel étalage de son instrument, que ce malade se décida à en tenter l'usage. Le lendemain, je fus appelé en consultation avec M. Civiale. Quoique je fusse bien persuadé que ce n'était pas le meilleur procédé à suivre, mon opinion fut qu'on pouvait le tenter de la manière suivante ;

1.° Saisir le calcul avec l'instrument afin d'en

apprécier le volume aussi exactement que possible ;

2.° Qu'une fois fixé sur ce point on pourrait au même instant en moudre une partie, afin de connaître mieux sa consistance et sa dureté sur laquelle je n'avais pas le moindre doute.

Ces réflexions, bien raisonnables sans doute, parurent approuvées par le malade ainsi que par M. Civiale. Mais celui-ci ne tarda pas à me donner des preuves de sa mauvaise foi. L'intérêt de l'humanité me force de les énumérer ici : le public jugera si j'ai eu raison.

La première preuve fut un démenti qu'il osa se permettre à mon égard, en prétendant, contre mon assertion, qu'il était impossible de reconnaître, avec l'*indicateur* dans le rectum, la présence d'un GROS CALCUL dans la vessie. Il alla jusqu'à dire qu'on ne peut pas arriver au col de la vessie avec l'*indicateur*. (*Sans ironie*), j'y mis cette restriction : « quand on a le doigt un peu court. » En effet, M. Civiale, d'une moyenne taille, ayant la main large et courte, je l'eusse volontiers excusé s'il n'était pas allé un peu trop loin dans son opposition.

Quoiqu'il fût convenu entre nous de faire ensemble des recherches aussi importantes que celles que j'avais déjà indiquées, et qu'il était raisonnable, de la part du malade, de conserver pour médecin consultant celui qui avait mieux connu et apprécié sa maladie jusqu'alors, M. C..... s'arrangea de manière à éloigner encore au moins de dix jours l'introduction du nouvel instrument, sous le faux prétexte de disposer, préparer, calmer son malade (1).

L'ayant fait sortir de chez moi le 21 avril 1824, M. C... l'opéra pour la première et dernière fois le 28 avril 1824, c'est-à-dire sept jours après. Tous les efforts du charlatanisme pour prolonger des délais déjà trop longs, pour varier DANS LA MÊME JOURNÉE les bains *entiers*, les bains *de siége*, tantôt dans un fauteuil, tantôt dans une grande baignoire où on ne devait inonder que les cuisses, ni toute recherche à varier les boissons du malade, tout cet appareil ne servit à rien. On crut avoir beaucoup fait en montrant au malade une petite quantité de poudre de pierre. Celui-ci, naturellement

______

(1) Ce traitement préparatoire était d'autant plus inutile qu'il avait déjà été trop prolongé par les médecins du Mans pour le disposer au voyage de Paris; que pendant quinze jours qu'il avait passés chez moi, il avait, au moyen des bains et des boissons convenables, retiré du repos tout le bien qu'on avait droit d'en attendre. Ainsi ce n'est que pour s'assurer de sa victime que M. Civiale voulut l'éloigner de chez moi; lui prescrire des promenades qu'il ne pouvait et ne devait pas faire; le visita, *chez moi*, à mon insu; n'eut pas l'air de me reconnaître en plein jour dans mon escalier, et lui fit choisir un autre logement en ville.

courageux et habitué à souffrir, soutenu d'ailleurs par le courage qui accompagne toujours une nouvelle entreprise, ne put cependant empêcher que les frottemens, que les contusions plus ou moins fortes et nécessaires pour charger la pierre sur un instrument à trois branches dirigées obliquement sur elle, ne produisissent, les jours suivans, un accroissement malheureux de tous les symptômes de sa maladie. L'inflammation de la vessie, augmentée par ce travail indiscret, procura bientôt l'affaissement des forces qui en imposa assez au téméraire pour l'empêcher de renouveler son opération. De la propagation de l'inflammation de la vessie aux reins, il en résulta que les urines devinrent de plus en plus ammoniacales, troubles et rares jusqu'à la mort, qui n'eut lieu que le 15 mai suivant, dix-sept jours après l'opération de M. C...

RÉFLEXIONS.

Si le travail de M. Civiale n'avait pas ajouté à la maladie, nul doute que le malade eût vécu plus long-temps. Si *la vessie n'en était pas devenue aussitôt beaucoup plus malade*, M. C... aurait dû faire une seconde opération après cinq à six jours de repos, pour arriver enfin à un résultat heureux avant d'y sacrifier plusieurs mois d'un traitement aussi tyrannique. Si enfin cette maladie eût été de celles auxquelles M. Civiale devrait borner le traitement par destruction, le malade ne serait pas mort après sa première tentative.

De ces diverses propositions auxquelles le lecteur pourra en ajouter beaucoup d'autres, je conclus que M. Civiale a eu grand tort de gâter un si grand œuvre (si bien fait pour faire honorer l'art de guérir), par une sorte de mauvaise foi indigne de celui qui est parvenu à se faire distinguer d'un public éclairé, comme l'Institut de France.

Il a prolongé de 20 jours les souffrances d'un malade, qu'une incision de la vessie et la saignée locale qui en serait résultée, eussent promptement soulagé, en enlevant dans une minute la cause de mort; car les malades qui éprouvent des hémorrhagies après l'opération de la taille guérissent en plus grand nombre que les autres qui ne sont pas saignés assez. Tous les adultes que j'ai eu l'occasion d'opérer ont guéri, tandis que j'ai perdu un enfant de SEPT ANS, parce qu'alors je ne croyais pas devoir employer la saignée contre l'inflammation de la vessie, qui fut LA SEULE CAUSE de la mort, comme le prouva l'AUTOPSIE. En ne l'opérant pas une seconde fois, il aurait déjà suffisamment avoué l'inconvenance de sa première opération; mais la promptitude de la mort n'en produit-elle pas une seconde preuve, et n'a-t-elle pas confirmé d'avance notre troisième objection.

Ainsi, il était dans l'intérêt de l'humanité de ne point laisser ignorer une difficulté aussi grave entre M. Civiale et moi, puisque le charlatanisme qui enrichirait un seul individu, finirait par coûter la vie à un grand nombre de pères de famille et rendre dupes les médecins de bonne foi qui s'en rapporteraient trop légèrement à M. Civiale pour lui confier aveuglément leurs malades.

Nous avons d'autant plus de raison d'en parler ainsi, qu'ayant assisté à la septième opération que M. Civiale faisait à M. Bourdereau, âgé de 52 ans, demeurant rue Saint-Victor, n.° 76, quartier de la place Maubert, le 22 juillet 1824, en présence de M. Pelletan fils, le chirurgien, un médecin américain et cinq ou six autres médecins français, nous entendîmes M. Civiale déclarer que ce malade avait TROIS PIERRES dans la vessie : que bientôt après l'introduction de l'instrument, et l'avoir mis en jeu pendant deux ou trois minutes, il dit qu'il allait en ressaisir un autre, parce que ajouta-t-il (je ne sais par quelle raison) LA PLUS GROSSE EN AVAIT ASSEZ. Ensuite, ayant ressaisi ce qu'il appelait la PETITE, il continua la pulvérisation. Enfin, il nous parut que le trépan perforatif fit dégager de nouveau le corps étranger, et qu'il était un peu douteux que les pierres fussent aussi nombreuses.

Mais enfin il fallut bien en croire M. Civiale, puisqu'il n'y avait que lui qui eût sondé le malade. Le bon sens nous disait cependant assez que cette ressource pouvait bien être employée pour masquer au malade l'imperfection de l'instrument, et que s'il était arrivé à M. Civiale de lâcher deux fois la même pierre, il était possible que ce qu'il appelait la troisième ne fût qu'une troisième surface de la même pierre, prise successivement en différens sens, chaque fois que l'adroit opérateur avait le malheur de la laisser échapper.

Le temps seul, ce grand révélateur de toutes les vérités, a dissipé nos doutes bien plus tôt que nous l'espérions. N'ayant pas suivi ce malade dès le commencement de son traitement, nous lui avions trouvé assez de force et de résignation pour espérer qu'il aurait pu guérir dans la suite. Mais ayant rencontré par hazard un des médecins qui avaient assisté à la plupart des opérations faites sur M. B...., et notamment à l'ouverture de son cadavre, j'appris à mon grand étonnement que M. B.... était mort peu de jours après sa huitième opération et qu'au lieu des vestiges des trois calculs indiqués par M. Civiale, il fut démontré qu'il n'avait existé dans la vessie qu'UNE SEULE PIERRE, diversement mutilée.

Si toutes ces opérations firent honneur à M. Civiale, il faut convenir que chacun y trouvera son

compté. Les médecins mystifiés pendant long-
temps par leur confrère trouveront leur revan-
che dans l'autopsie ; et un grand nombre de
pères de famille y trouveront leur salut.

Il nous reste cependant un vœu à former : que
tous ces membres de commissions qui remplis-
sent l'office de rapporteur au nom d'une société
de médecins, mettent moins de complaisance et
de faveur envers leurs protégés, pour ne pas induire en erreur de pauvres malades disposés à se
jeter dans les bras de celui qui leur fait de belles
promesses, tel que celui qui fait le sujet de l'a-
necdote suivante.

Un jour je rencontrai chez M. de Tácher, un
armurier, demeurant boulevard des Capucines,
auquel plusieurs des meilleurs chirurgiens de
Paris avait reconnu une très-petite pierre dans la
vessie, et chez lequel j'avais été envoyé moi-même
par un de ses amis, qui savait que je m'occupais
des moyens d'extraire de petits calculs par l'u-
rètre. Comme cet original, timide à l'excès, avait
craint de se laisser sonder par moi, de même que
par M. Dupuytren le même jour, je lui demandai
des nouvelles de sa santé. J'appris alors qu'il
avait été envoyé pour annoncer sa guérison par
M. Civiale, que celui-ci ne l'avait opéré qu'une
fois, et que depuis il n'éprouvait plus les mêmes
douleurs. Mais ce qu'il y eut de très-remarquable

dans son récit : c'est qu'il n'avait jamais permis à aucun chirurgien de constater la guérison par la sonde, ni même à M. Civ... qui l'avait opéré ! Ce qui ne me laissa aucun doute que M. Civiale, eût seulement déplacé le petit calcul qui était logé dans le col de la vessie. Voilà pourtant comme l'on énumère les guérisons dans la nouvelle académie, et le charlatanisme marche à pas de géants dans la capitale de la France. A qui la faute? A ce certain nombre de chirurgiens qui oublient la dignité de leur profession, pour encenser l'idole de la mode.

TRENTE-NEUVIÈME OBSERVATION.

Rétrécissement de deux pouces d'étendue, compliqué de catarrhe vésical et de catarrhe pulmonaire anciens; guéri par 21 cautérisations, qui ont souvent soulagé le malade pendant l'acuité du catarrhe, soit du poumon, soit de la vessie. Parallèle de la bougie armée, avec le porte-caustique de Ducamp.

M. S... âgé de 68 ans, fabricant de taffetas gommé, demeurant à Paris, mécontent de l'usage des sondes et des bougies, se détermina à se faire traiter par la méthode de Ducamp. Le 12 avril 1824, il m'apprit que depuis 40 années à diverses époques il avait éprouvé des rétentions d'urine plus ou moins complètes, que le régime et quelques remèdes rafraichissans avaient dissipées quelquefois seuls, d'autres fois avec le secours des bougies, qu'il avait l'habitude d'employer lui même; mais qu'un catarrhe pulmonaire presqu'habituel lui en avait fait supprimer l'usage; que depuis quelque temps il avait essayé envain, d'en faire parvenir, même la plus fine, dans sa vessie; qu'il éprouvait habituellement des douleurs dans la région hypogastrique, dans celle des reins, et rendait quelquefois des glaires épaisses avec des urines fétides; que son catarrhe pulmonaire devenait suffocant en hiver, et l'avait empêché de se confier plutôt à mes soins.

Je ne tardai pas à reconnaître que non-seulement la vessie, mais encore le canal de l'urètre étaient enflammés. L'urine ne s'écoulant que goutte-à-goutte, je me servis d'une bougie d'une demi ligne. L'instrument ne put parvenir qu'à sept pouces une ligne du méat. Une sonde exploratrice de deux lignes de diamètre indiqua, à six pouces trois lignes, un bourrelet où le canal ne conservait qu'une ligne de diamètre. Je fis appliquer des sangsues au périnée ainsi qu'un cataplasme émollient.

Le lendemain une bougie d'une ligne parvint dans la vessie : le malade urina mieux, quoique son catarrhe pulmonaire habituel était arrivé à l'état aigu, et occasionnait de la fièvre le soir.

Deux jours après il ne put continuer à venir chez moi. Je le visitai jusqu'au 20, jour auquel la fièvre augmenta par l'abus des alimens. L'émission des urines se faisant plus librement, nous convînmes de supprimer l'usage des bougies, jusqu'à une parfaite convalescence.

Le 5 mai, voyant qu'une bougie de deux tiers de ligne ne pouvait pénétrer dans la vessie, le malade se décida à se faire cautériser. Le cône que présentait son rétrécissement, étant très-court, je préférai me servir de la bougie armée qui avait si bien réussi à M. Fauconnier (9.ᵉ Observation). Un huitième de grain de nitrate d'argent suffit pour donner au canal une ligne et demie, et une semblable application lui donna deux lignes de diamètre. Dès-lors je pus employer mon porte-caustique, qui réussit si bien, que je pus me servir du gros instrument de Ducamp, à six pouces six lignes, d'où il rapporta une escarrhe avant la solution du caustique (1). Je

____

(1) Cet avantage est dû à ce que l'ouverture de la capsule qui termine ce gros porte-caustique, est assez large pour ne pas être remplie parfaitement par le cylindre, lorsqu'on le fait sortir pour cautériser. Cette disposition que l'inexpérience pourrait regarder comme un défaut, est selon moi, un grand avantage, puisque avec de l'expérience et un tact délicat, on peut à volonté charger une escarrhe, soit avant, soit après la cautérisation, comme les empreintes l'indiquent.

réintroduisis l'instrument, et cautérisai avec un succès qui étonna le malade, tant à cause du soulagement qu'il en éprouva, que de l'élargissement du canal jusqu'à sept pouces. Cela n'empêcha pas son catarrhe pulmonaire de devenir aigu, *ni le malade de persister à se faire cautériser de quatre jours en quatre jours.* À la fin du mois, après la huitième cautérisation, le malade logé défavorablement, se détermina à aller passer 15 jours à la campagne. Lorsqu'il en revint le 15 juin, l'empreinte indiquait deux lignes et demie de diamètre à sept pouces trois lignes, je pratiquai la neuvième cautérisation. Le malade repartit aussitôt et s'en trouva si bien qu'il différa son retour jusqu'au 25 juillet. Ce que j'y trouvai de malheureux, c'est qu'ayant un peu négligé la dilatation, je fus obligé de cautériser les points intermédiaires des cautérisations précédentes. La 11.ᵉ cautérisation fut encore pratiquée à sept pouces quoique l'urètre y eût deux lignes et demie de diamètre. La 12.ᵉ à sept pouces trois lignes offrit ceci de remarquable : l'instrument pinça l'escarrhe, que je ne voulus pas arracher, mais que je divisai en deux parties, en les sciant avec les bords du cylindre. Le 2 août, une bougie à ventre de deux lignes et demie passa dans la vessie; le 5, je cautérisai à 8 pouces trois lignes, le 10, à sept pouces sept lignes, le 23, de sept pouces neuf lignes à 8 pouces; après quoi le malade fit une nouvelle absence, et se contenta de faire usage d'un dilatateur de deux lignes et demie. Au lieu d'uriner toutes les demi-heures comme il faisait avant que je le traitasse, ce malade put différer deux heures et même trois heures l'émission de ces urines.

Du 7 septembre au 6 octobre suivant, il fit quatre fois le voyage de douze lieues pour se faire cautériser. Le 12, un nouveau catarrhe pulmonaire aigu se manifesta, et ne lui permit de revenir à Paris que le 22 novembre, pour faire cautériser de légères végétations qui gênaient le passage des bougies à sept pouces 7 lignes. Dès-lors la santé fut aussi bonne que possible, quant à la maladie qui nous occupe et sur laquelle son fils nous rassura complètement trois mois après.

En considérant la gravité d'une telle maladie sous toutes ses formes, M. Montaigu, doyen d'âge des médecins de l'Hôtel-Dieu, la regardait avec raison, comme le *nec plus ultra* des complications qui pouvaient rendre difficile l'application de la méthode de Ducamp. Tout en reconnaissant l'insuffisance des bougies et sondes, il ne l'eût pas conseillée à son malade, si plusieurs fois, il n'avait pas reconnu que les irritations qu'occasionne la rétention d'urine, ajoutaient beaucoup d'in-

tensité au catarrhe pulmonaire et en prolongeait
la durée en forçant le malade à se refroidir et à
se lever trop souvent pendant la nuit. La persévérance du malade à venir de très-loin se faire
cautériser par moi, ne prouve-t-elle pas assez que
ceux qui ont été à même de comparer la méthode
de Ducamp avec les anciennes l'estiment au-dessus
de toutes les autres , quoiqu'en dise le docteur
Hervez, le Censeur.

QUARANTIÈME OBSERVATION.

*Fistules urinaires compliquées de catarrhe vésical,
de hernie et de fausse route : déviation du canal
de l'urètre tant par la hernie inguinale, que par
d'énormes indurations du tissu cellulaire et de la
peau dans l'étendue de 4 à 5 pouces. Guérison par
la cautérisation, sans porter de sonde à demeure,
ni garder la chambre.*

Pichard, âgé de 60 ans, d'une bonne constitution, demeurant à Paris, rue de Rochechouart,
après une chute, fut affecté auprès de l'anus de
boutons qu'il prit pour des hémorrhoïdes. L'inflammation qui en résulta donna lieu à une rétention d'urine qui fut bientôt suivie de deux fistules urinaires. Remarquant que ces trous ne se
bouchaient pas, il alla consulter M. le professeur
Boyer, qui reconnut aussitôt la nature de sa maladie et se rendit peu de jours après chez lui pour

le sonder. Cette première opération n'eut aucun effet heureux. Quelques jours après il employa une sonde conique qui ne put pénétrer dans la vessie. Fortement engagée dans le canal, le malade fut chargé de la tenir un quart d'heure en place; mais au moment où M. B..... la retira, au lieu d'urine, le malade rendit une cuvette de sang. Il eut la fièvre pendant trois jours consécutifs et dans la suite seulement un ou deux accès par semaine.

Après deux mois de repos, M. le professeur B.... tenta encore deux fois la sonde sans plus de succès. Cette circonstance le porta à employer des bougies de manière à dilater peu à peu le canal d'avant en arrière. Ni M. B.... ni le malade, pendant six mois, ne purent parvenir une seule fois dans la vessie.... On suspendit le traitement pendant trois mois, après lesquels on le confia au médecin G... et à M. Fl... son élève, qui crurent sans doute mieux faire que M. B....: en se servant méthodiquement pendant trois jours de bougies de corde à boyaux et trois jours successivement de bougies de gomme élastique. Ils eurent même le malheur de les graduer jusqu'au plus grand diamètre du canal, sans adoucir les souffrances du malade. Comment ne pas se désoler des malheurs qu'entraîne la routine en médecine, quand on voit tant de gens instruits d'ailleurs refuser d'apprendre à se servir de si puissans moyens d'abréger les souffrances de ses semblables. Ici deux médecins n'ont fait que suivre les erremens d'un grand maître en chirurgie, mais il n'est pas donné à l'homme d'être parfait. Apprenons-lui donc que la meilleure manière de dilater l'urètre rétréci et perforé par des fistules est de suivre l'emploi que nous en avons fait.

Le 4 juin 1825, Pichard fut exploré avec une sonde de deux lignes et demie de diamètre, qui indiqua que l'urètre cessait d'avoir ce même diamètre à 6 pouces 6 lignes et devenait de plus en plus étroit jusqu'à 7 pouces, à tel point qu'une bougie d'une ligne ne put parvenir qu'à 6 p. 9 l. Un petit tubercule à gauche (*V*. fig. 23) pouvant indiquer le canal, je bornai là ma première recherche.

Le 7, mêmes tentatives, à peu près, même résultat; (*V*. fig. 23 et 24 comparativement) par la raison que le jet de l'urine augmenta après la simple compression de la première empreinte; le tubercule de la deuxième se trouva un peu augmenté. Le 8, une bougie emplastique d'une ligne ne put pénétrer que dans la fausse route. Une autre d'une demi-ligne se moula à sa pointe de manière à faire croire qu'elle était entrée de deux lignes dans le vrai canal rétréci. Après quoi la sonde d'argent (d'une ligne et quart) s'y insinua

assez pour s'y accrocher d'une manière stable;
et comme j'ai coutume de le faire dans des cas
analogues, je la maintins ainsi pendant 4 à 5 minutes. Ce qui prouva que je fis bien, c'est que le
malade urina mieux dès que je l'eus retirée. Le 9,
même succès.

Le 10 juin, le malade déjà satisfait d'uriner
avec un peu plus de facilité, se soumit volontiers
à être cautérisé latéralement avec le gros porte-
caustique de Ducamp qui fut appliqué à 6 pouces. Il n'éprouva aucun changement dans la
journée, ni le lendemain ; n'eut pas le moindre
accès de fièvre, en un mot il fut plutôt mieux
que mal. Les trois jours suivans, le mieux fit encore quelques progrès, puisque le 13 une sonde
exploratrice de 3 lignes, indiqua ce diamètre
à 6 pouces 3 lignes du méat urinaire. Tant que
le mieux augmente chez un malade il ne faut
pas rapprocher les cautérisations (comme le
fait M. L.....) ; le phénomène suivant servira à
en justifier le principe. Le 14 juin, quatrième
jour de la première cautérisation, le canal avait
3 lignes jusqu'à 6 pouces 6 lignes ; la pointe de la
sonde exploratrice ayant pénétré à 7 pouces, je
pus pratiquer la deuxième cautérisation à 6 pouces 6 lignes ; et la preuve que j'avais opéré dans
le vrai canal, c'est qu'il sortit un peu de pus avec
l'urine. Le gonflement inflammatoire qui survient

assez ordinairement le 2.ᵉ jour de l'opération pour la séparation de l'escarrhe, fit que le 15 la bougie que j'employai, passa de nouveau dans la fausse route. Néanmoins, le 17, le malade rendit moins d'urine par sa fistule qui jusqu'alors en *fournissait* PLUS QUE LE MÉAT URINAIRE : après avoir cautérisé, toujours avec le gros porte-caustique de Ducamp, je trouvai dans le cylindre de cet instrument une escarrhe que le malade compara à celle qu'il avait rendue par la verge, nouvelle preuve que j'avais bien cautérisé dans le vrai canal au-delà de la fausse-route qui commençait à 6 pouces et s'étendait à 7 pouces. L'usage momentané de bougies de cire et de la sonde d'argent procura un diamètre de 2 lignes jusqu'à 7 pouces. J'y appliquai le petit porte-caustique de Ducamp (1.ʳᵉ édit. de l'inventeur) et il en rapporta une bride filiforme de 4 lignes de longueur. Les empreintes précédentes avaient été applaties latéralement comme chez ceux qui ont essuyé quelques violences avec les sondes, ou les désastres d'une suppuration causée par la crevasse de l'urètre. Après la 6.ᵉ cautérisation, qui fut faite à 7 p. 3 lignes, le malade marcha beaucoup, sua abondamment et fut affecté d'un *lumbago* aigu, accompagné d'une fièvre assez violente pour aggraver la maladie du périné, y produire un abcès qui s'ouvrit spontanément. Cet orage inquiéta peu le malade, parce qu'il en avait éprouvé de pareils depuis l'origine de ses fistules urinaires. Cependant pour ne point compromettre la cautérisation, je lui conseillai de la suspendre jusqu'à ce que le scrotum fût revenu au même état qu'avant ma dernière opération. Cette amélioration exigea trois semaines, pendant lesquelles le canal se rétrécit au point de ne conserver qu'un tiers de ligne de diamètre. Les bougies les plus fines dirigées par un conducteur à cause des tortuosités de l'urètre, ne procurant pas un soulagement assez marqué, je me déterminai à employer une bougie armée, comme pour M. Fauconnier. Elle eut pour effet de faire sortir une *bride filiforme saignante* d'un pouce de longueur. Une nouvelle application du même instrument fut faite à 7 p. 3 lignes : elle fit augmenter l'écoulement d'urine par le méat. La 9.ª cautérisation fut pratiquée de même à 7 p. 6 lignes ; j'aspirai si bien le liquide qui se trouvait au bout de ma canule qu'elle rapporta non seulement une bride filiforme de 4 lignes de longueur, mais encore une escarrhe de 3 lignes de longueur sur une de largeur. Dès lors le jet de l'urine forma un arc presque constamment : les urines perdirent leur odeur ammoniacale, le malade put déjà passer quatre heures sans uriner ; le sommeil se prolongea et les forces redoublèrent au point qu'il put reconnaître par un tra-

(130)

vail assidu les soins que sa généreuse maîtresse
lui avait fait donner pour conserver une chose
bien rare dans nos mœurs, un domestique dévoué et fidèle.

Le 3 août, une escarrhe de 5 à 6 lignes de longueur se trouva dans le gros porte-caustique de
Ducamp avec lequel je pratiquai la 10.ᵉ cautérisation à 7 p. 8 l. Le jet de l'urine devint gros et
grandement arqué, phénomène qui avait disparu
depuis trois ans. Les 12.ᵉ, 13.ᵉ et 14.ᵉ cautérisations n'offrirent rien de particulier, si ce n'est
que cette dernière fut suivie d'une empreinte de
4 lignes de diamètre qui rendît son retour plus
difficile et n'empêcha pas qu'elle rapportât un
fragment de bride filiforme saignant. Le porte-
caustique employé à la 15.ᵉ rapporta encore 10 à
11 lignes de bride filiforme cautérisée.

Le 1.ᵉʳ septembre, une sonde exploratrice de
3 lignes s'arrêta à 6 p. 9 l. et annonça par une dépression en bas (*V*. fig. 25), en contradiction
avec la précédente (*V*. fig. 26) que l'escarrhe est
la cause de cette si singulière et si fallacieuse empreinte pour tous ceux qui ne prendront pas des
notes exactes avec les dates des différentes empreintes (1).

____

(1) On concevra facilement que les différentes ressources
de l'art, contre un si grand nombre de variétés accidentelles,
ne peuvent être assez longuement développées, que dans un
cours particulier.

Le 3 septembre, au-delà de 7 p. 8 l., le gros porte-caustique de Ducamp pinça une escarrhe encore adhérente, qui ne se détacha que le 6, sur l'empreinte à 7 p. 9 l.; mais ayant introduit l'instrument pour cautériser, je ne tardai pas à m'apercevoir qu'il était bouché par une escarrhe. Une deuxième introduction eut le même avantage; elle procura encore une escarrhe filiforme de 3 à 4 l. de longueur. Malgré une troisième introduction à dessein de cautériser, il n'y eut que la moitié du caustique qui se trouva fondue. Cet avantage prouve deux choses importantes à noter : 1.° que je sais bien cristalliser mon caustique dans l'instrument de Ducamp : 2.° que je sais me passer avec avantage du morceau de cire avec lequel M. le professeur de M.... bouche son instrument.

Cette 17.° cautérisation n'en produisit pas moins un fort bon effet; puisque le lendemain le malade rendit *six corps pédiculés en forme de massue, d'une ligne de largeur* sur 5 à 7 lign. de longueur. Après la 18.° cautérisation, ce malade offrit un phénomène précieux, puisqu'il démontre sans réplique la contractilité de tous les points de l'urètre. Une sonde exploratrice de 3 l. offre à 7 p. 9 l. une dépression d'une l. en bas et une pointe beaucoup plus grosse qu'à 7 p., après avoir été confiée entre les mains du malade pendant une minute.

Ayant d'autres raisons de me défier de cette empreinte, j'acquis la preuve qu'elle était fallacieuse de la manière suivante. Je me servis d'une sonde exploratrice de deux lignes et demie, *plus dure*, et la laissai séjourner moins de temps; elle parvint à 8 pouces; s'y moula en cylindre plus gros et plus régulier dans toute sa longueur. Le 17, j'observai les mêmes particularités sur deux empreintes différentes. Les 19.ᵉ, 20.ᵉ, etc., jusqu'à la 30.ᵉ n'offrirent rien de remarquable, si ce n'est qu'elles furent faites dans la seconde courbure de l'urètre, et qu'elles n'empêchèrent pas le malade d'aller à 7 lieues de Paris, ni de faire de longues courses dans cette ville. Loin d'enflammer la vessie ni son col, elles contribuèrent encore à améliorer journellement le bon état de ses membranes; les urines redevenues transparentes, naturelles, purent être gardées plus longtemps.

Je m'occupai dès lors d'entretenir la dilatation que l'usage habituel de sondes exploratrices de 3 lignes avait procurée insensiblement, je variai de mon mieux mes dilatateurs; mais je remarquai cette opiniâtreté qui m'est toujours suspecte quand la cautérisation cesse de me réussir. Les callosités du tissu cellulaire qu'avaient traversées les fistules ne se dégorgeant que lentement, je me vis forcé de leur opposer (quoique un peu tard et dans une saison peu favorable) de petites frictions locales avec la pommade mercurielle double; quoique le malade m'eût affirmé qu'il n'avait jamais eu de maladie vénérienne. Cependant il en a remarqué un effet salutaire. Vingt autres cautérisations pratiquées pendant les mois d'octobre, de novembre, décembre et janvier, ont entretenu le bon état du malade, au point que la dernière fistule ne donnait plus d'urine, mais seulement un peu de pus, que le repos eût sans doute fait cesser bientôt, si l'on eût pu assujettir le malade au lit. Le 4 février 1826, ayant remarqué peu d'inflammation dans l'urètre et les parties voisines de la fistule, en raison d'un voyage de cinquante lieues que ce malade supposait avoir fait, (sans doute pour me donner le change sur un écart de régime) je pratiquai une dernière cautérisation dans l'espérance que je compléterais sa guérison, avant la fin de ce mois. Mais elle n'eut pas le succès que je m'en étais promis. Si l'inflammation du scrotum et du tissu cellulaire du périnée eût dépendu d'une cause *externe* (comme le malade m'avait porté à le croire) elle n'eût pas augmenté au point où elle était avant la destruction des rétrécissemens de l'urètre. Son accroissement prodigieux vient sans doute, de ce que sa cause était interne. Le temps seul peut nous éclairer à cet égard : car de deux choses l'une, ou la rechute dépend d'une *cause simple* et bientôt nous verrons P..... guérir : ou bien la cause étant compliquée de virus vénérien, une nouvelle récidive prendra le caractère opiniâtre, qui ne céderait qu'autant que le malade ferait des frictions mercurielles, assez fortes et assez prolongées pour obtenir une santé durable. (*V*, tom. II, chap. Récidives).

CHAPITRE III.

OBSERVATIONS RARES DE RÉTRÉCISSEMENS DE L'URÈTRE SANS FISTULE, NI HERNIE, NI FAUSSE ROUTE.

OBSERVATION QUARANTE-UNIÈME.

Un premier rétrécissement dans la courbure de l'urètre, un deuxième au-delà, guéris par cinq cautérisations, en quinze jours ; belle preuve du pouvoir de la méthode de Ducamp chez certains sujets.

M. B..., notaire, âgé de 40 ans, vint me consulter le 31 août 1823. Je lui trouvai un rétrécissement qui s'étendait de 6 p. 3 lig. à 6 p. 8 lig. Le canal était en bas et n'avait qu'une ligne de diamètre. J'y dirigeai le porte-caustique à éminence, dont l'effet porta ce diamètre à 2 lignes. Une seconde cautérisation put être pratiquée de

6 pouces 4 lignes à 6 pouces 8 lignes, celle - ci procura un soulagement très-marqué.

Un deuxième rétrécissement s'étendait néanmoins de 7 pouces à 8 pouces. Je pus pratiquer la troisième cautérisation à 7 pouces 7 lignes ; la quatrième un peu au - delà, et la cinquième tout près du col de la vessie, d'où l'empreinte rapporta un escarrhe de 2 lignes de diamètre, épaisse et fétide. Ce fut alors que ce malade fut à même d'apprécier la précision avec laquelle je pouvais frapper de mort les parties à détruire dans l'urètre. Il se félicita d'avoir différé son départ de 7 jours et d'avoir pu obtenir la facilité de faire passer lui-même une bougie de 3 lignes jusques dans sa vessie en moins de quinze jours de traitement. L'urètre n'avait pas 3 lignes et demie de diamètre.

Son silence jusqu'au moment où j'écris me permet de croire qu'il se trouve parfaitement guéri.

OBSERVATION QUARANTE-DEUXIÈME.

Rétrécissement au-delà de la courbure de l'urètre de 8 lignes d'étendue, guéri par trois cautérisations, en vingt-huit jours ; preuve remarquable de la contractilité organique de l'urètre.

M. L....., commis voyageur, âgé de 48 ans, Belge de nation, vint me consulter le 6 juillet

1824, pour une dysurie qui le tourmentait depuis un an à la suite d'une gonorrhée qui avait duré DEUX MOIS, et avait été malheureusement traitée par quelques injections astringentes, associées aux bains, aux tisanes rafraîchissantes et à des pilules mercurielles. Il n'avait éprouvé qu'une seule rétention d'urine, qui guérit spontanément, quoiqu'on n'eût pu le faire uriner par la sonde qu'on employait à cet effet (1).

Une sonde exploratrice de deux lignes et demie ne put traverser le méat urinaire, qui se trouva si resserré, qu'une bougie D'UNE *ligne en gomme élastique* ne put y pénétrer à plus d'une ligne de profondeur. J'en essayai une autre d'une demi-ligne ; celle-ci pénétra à 7 pouces environ ; je la remplaçai aussitôt par une bougie conique dont la pointe avait une ligne et le reste deux ; elle parvint avec un peu de peine à 7 pouces 3 lignes. Après quoi la première sonde exploratrice put parvenir à 7 pouces ; indiqua des végétations *en haut* et le canal *en bas*, du diamètre d'une ligne jusqu'à 7 pouces 6 lignes.

Le lendemain je pratiquai la première cauté-

____

(1) Cette rétention dépendait donc d'une inflammation assez intense pour empêcher la sonde de pénétrer dans la vessie ; mais dès que cette inflammation a commencé à se resoudre par l'influence de la diète et d'autres moyens généraux, l'urine a pu reprendre naturellement son cours.

risation avec *le premier porte - caustique de Ducamp*. Elle eut pour résultat de ramener le canal
au centre. La deuxième cautérisation eut lieu à
7 pouces 3 lignes avec un porte - caustique de
3 lignes ; la troisième à 7 pouces 6 lignes avec
le gros porte-caustique du même auteur , dont la
boule passa avec peine au méat. Dès le 16 juillet
la dysurie fut dissipée ; une sonde exploratrice
de 2 lignes et demie put pénétrer dans la vessie,
être remplacée par une bougie-à-ventre de même
diamètre que je laissai séjourner un quart-d'heure
dans le rétrécissement.

La même opération devint aussi facile après
quatre jours de voyage. Le 21 , j'employai le dilatateur à air et à eau de 4 lignes de diamètre,
et je lui substituai une bougie à ventre de trois
lignes. Les deux jours suivans je me bornai aux
mêmes moyens. Le 26, je recourus encore au
dilatateur à air que je laissai séjourner une demi-
heure, parce qu'une bougie-à-ventre de 3 lignes
et demie ne put traverser le méat urinaire.
Jusqu'au 30, deux bougies de 3 lignes par le
malade avec un succès complet, qui fut confirmé encore le 2 août, sans laisser aucun doute
au malade sur sa guérison parfaite.

Cette observation fournit une nouvelle preuve
de l'erreur que professe encore tous les jours
l'École de Médecine de Paris , en niant l'effica-

cité de la cautérisation au-delà de la courbure de l'urètre. N'est-il pas malheureux que ses professeurs persistent à entretenir les maladies de cette partie de l'urètre par le séjour des sondes et des bougies, qui ne nuisent pas seulement à cette partie de l'urètre, mais encore au col de la vessie ?

QUARANTE-TROISIÈME OBSERVATION.

Exemple de rétrécissement aux 4 premières lignes de l'urétre ; efficacité de mes bougies médicamenteuses.

P.... âgé de 37 ans, me fut adressé par M. Thévenot, chirurgien ordinaire du Roi, pour une très-grande difficulté d'uriner qui avait résisté à divers traitemens. Il m'apprit qu'à l'âge de 17 ans, il fut séduit pour la première fois, et en même temps infecté d'un chancre et d'un bubon, dont il fut guéri en quarante jours par des frictions mercurielles ; qu'à 20 ans il lui vint des poireaux autour du gland qui furent seulement coupés et brûlés ; mais qui, deux mois après, furent suivis d'un engorgement au périnée. Ce dernier accident fut guéri en cinq semaines par des frictions mercurielles. A 22 ans, une blennorrhagie fut guérie en trois semaines avec une tisane et du baume de copahu. Un an après un écoulement de l'urètre reparut; mais son médecin, ne le regardant pas comme vénérien, ordonna des bains froids, sans succès. Dans la suite un testicule s'étant engorgé, M. Cullerier lui fit prendre 28 doses de mercure en liqueur, et lui fit employer 60 *bougies*, lui ordonna une tisane très-forte de salsepareille; mais ce traitement ne put faire disparaître tout-à-fait l'écoulement qui résista plusieurs années à différentes espèces d'injections.

Je lui trouvai un 1.er rétrécissement qui commençait dans le frein du gland et s'étendait à 4 lignes. Comme il n'avait que 2 lignes de diamètre, j'espérai d'abord qu'il guérirait sans cautérisation et par des remèdes appropriés à cet engorgement chronique. Je trouvai aussi un second rétrécissement à 5 pouces 10 lignes, s'étendant un peu au-delà de 6 pouces. Deux cautérisations suffirent pour appaiser une partie des douleurs qui affectaient le malade; pour rendre l'émission des urines plus facile et redonner au canal 3 lignes de diamètre, au lieu d'une et demie. La sonde exploratrice m'ayant fait soupçonner une affection de la prostate, j'en obtins la conviction par le toucher, et je prescrivis 15 sangsues au périnée, des lavemens et du repos. Je joignis aux frictions locales qui commençaient à améliorer l'état du gland, l'usage de mes bougies médicamen-

teuses que je graduai d'après la diminution suc-
cessive de l'engorgement de la membrane muqueuse. Le 27 juin, une bougie de 3 lignes parcourait très-facilement l'urètre. Au 8 juillet,
elles furent très-faciles partout ailleurs qu'au
méat. L'espèce de callosité du frein se ramollit
peu à peu, et la convalescence marcha d'autant
plus vîte, que les frictions sur le prépuce et le
gland eurent un succès remarquable dès le 3.ᵉ
jour. Le 17 août, le malade ayant complété son
traitement par les frictions mercurielles, se
trouvait dans un état de guérison parfaite.

Il est bon de faire remarquer de nouveau,
que le 1.ᵉʳ septembre la fosse naviculaire paraissait être le siège d'un ulcère vénérien chronique, et que le malade se trouvait très-bien guéri
dans tout autre point du canal. Je me déterminai à cautériser la paroi inférieure de la fosse
naviculaire. Trois jours après, l'ancienne suppuration était tellement diminuée, que le malade
sollicita une seconde cautérisation; je la fis sur
le champ, et dès-lors sa santé fut rétablie et ne
s'est point altérée jusqu'au moment où j'écris.

OBSERVATION QUARANTE-QUATRIÈME.

Premier rétrécissement à 5 pouces 6 lignes détruit en une seule cautérisation par Ducamp. Deuxième rétrécissement à 6 pouces 8 lignes, guéri par deux cautérisations. Troisième rétrécissement à 7 pouces 6 lignes, une seule cautérisation. Utilité du dilatateur à air et à eau.

M. Jos....., âgé d'environ 60 ans, demeurant rue Meslée, vint me consulter le 2 juin 1823, et m'apprit qu'il venait chez moi comme lui ayant été désigné pour le successeur de Ducamp, par sa veuve elle-même, quoiqu'on eût voulu l'adresser à un autre chirurgien qui était parvenu à établir une intrigue dans la maison même du célèbre défunt. Il ajouta qu'il avait déjà été cautérisé une fois par Ducamp dont il déplorait d'autant plus la perte, qu'il était malade depuis 20 ans, sans avoir pu jamais être guéri complétement par les bougies à différentes époques; que pendant les premières années, le jet de ses urines avait diminué insensiblement sans qu'il en fût incommodé; qu'enfin depuis deux ans les bougies emplastiques de Daran lui ayant été presqu'inutiles, il avait abandonné tout traitement, ne voulant pas se livrer au hasard à la bougie armée qu'on lui avait proposée. Les dif-

ficultés d'uriner ayant augmenté, il était allé consulter Ducamp, qui, ayant pénétré deux fois dans
la vessie avec sa sonde exploratrice, fut porté à
croire qu'il n'y avait pas de rétrécissement dans
le canal. Les instances du malade lui firent reprendre une troisième empreinte *plus grosse*, et
alors ils furent du même sentiment. Un peu de
sang sortit par l'urètre et fit différer la cautérisation au surlendemain. Elle eut lieu le 18 février à 5 pouces 6 lignes.

La première empreinte que je pris sur ce malade indiqua un premier rétrécissement à 6 pouces 8 lignes, deux cautérisations suffirent pour
le détruire ; ce qui fait voir qu'il avait la plus
grande ressemblance avec celui que Ducamp
avait détruit à plus d'un pouce d'intervalle.

Un second rétrécissement existait à 7 pouces
6 lignes (à 6 ou 7 lignes du premier) ; il fournit une empreinte dont l'extrémité formait une
tête un peu irrégulière d'envion 3 lignes de diamètre. Une seule cautérisation élargit le canal à
2 lignes et demie, après quoi je parvins à introduire une bougie de même diamètre jusque dans
la vessie, sans douleur, excepté au méat qui n'a-
vait guères que cette dimension. Les jours suivans je la fis séjourner jusque dans le col de la
vessie ; puis, je lui substituai ma bougie à ventre
métallique, qui traversa, séjourna, et sortit sans

douleur. Le diamètre naturel du canal ne s'é-
tendant pas tout-à-fait à 3 lignes, le malade voulut se borner à des bougies un peu plus minces ;
après un petit voyage à la campagne, dans les
premiers jours de juillet, l'état de l'urètre s'étant
amendé, je pus introduire une bougie de 3 lignes, qui traversa facilement le rétrécissement,
mais qui fut trop douloureuse au méat pour en
continuer l'usage. Afin de donner à l'endroit malade tout son diamètre naturel, j'employai trois
fois le dilatateur à air et à eau de 3 lignes et demie
et de 4 lignes.

Vers le milieu de juillet, la nature molle de
ces végétations les fit repulluler, et je fus obligé
d'y appliquer deux cautérisations qui firent disparaître la plus grande partie des envies fréquentes d'uriner, que le malade éprouvait encore.
Ayant exploré de nouveau le canal, la sonde s'applatit sous la prostate et pénétra néanmoins dans
la vessie.

Ici se borne le succès de la cautérisation, l'affection de la glande prostate et celle du col de la
vessie exigeraient encore quelques moyens particuliers ; mais le malade jouissant de quelque
aisance dans un âge déja avancé préfère l'habi-
tation de la campagne à un traitement qui ne
lui semble pas encore indispensable.

DEUXIÈME SÉRIE.

QUARANTE-CINQUIÈME OBSERVATION.

1.er Rétrécissement de 2 à 3 pouces dans la partie spongieuse de l'urètre, guéri par cinq cautérisations. 2.me Rétrécissement s'étendant de 4 pouces 10 lig. à 8 pouces, où se trouvait situé le col de la vessie; 41 cautérisations jusque sur cette partie : guérison parfaite depuis plus de deux ans.

M. H. , âgé de 45 ans, employé, demeurant à Paris, vint me consulter le 10 avril 1823, et me dit qu'après avoir pleuré la mort de Ducamp, il venait me prier de le traiter suivant la méthode de mon ami; que deux ans auparavant il avait éprouvé une rétention d'urine dans le cours d'une blennorrhagie; que depuis ce temps, il avait employé divers traitemens pour les bougies et par les sondes sans être jamais parvenu à une guérison durable, que, découragé par leur peu d'efficacité, il négligeait sa santé, depuis 6 mois, malgré la difficulté d'uriner qui le tourmentait; mais que, rempli de confiance dans la nouvelle méthode, il ne désespérait plus de sa guérison.

Je lui reconnus un 1.er rétrécissement d'une ligne et demie de diamètre, s'étendant de 2 pouces à 3 pouces. Deux cautérisations suffirent pour laisser la facilité de pénétrer à 4 pouces 10 lignes où se trouvait un 2.ᵉ rétrécissement. Dans celui-ci le canal ne conservait également qu'une ligne et demie de diamètre; son étroitesse ne permit jamais d'en mesurer l'étendue. La suite apprendra comment il se propageait jusqu'à la vessie.

Toujours l'empreinte varia entre ces trois proportions : *une ligne et demie, deux tiers de ligne,* et une *demi-ligne*, jusqu'à 7 pouces ; là, il commença à avoir 2 *lignes* de diamètre : encore cette amélioration ne s'étendit-elle qu'à 7 pouces 3 lignes. Delà le canal reprit les mêmes dimensions que ci-dessus jusqu'à 8 pouces, où je parvins , avec un porte-caustique de 2 lignes de diamètre ; en 41 cautérisations. Je fus encore obligé d'en appliquer 3 autres sur le 1.ᵉʳ rétrécissement, que le passage répété des instrumens avait irrité au point de les rendre indispensables pour obtenir une dilatation parfaite.

Si cette observation présente une immense quantité de cautérisations , elle prouve, peut-être plus qu'une autre, l'efficacité de la méthode de Ducamp, par les raisons que nous allons énumérer.

1.º Le seul accident que le malade ait éprouvé, est une rétention d'urine qui n'eut lieu qu'après la 10.º cautérisation et surtout après avoir pris un bain chaud (1). Cet accident fut dissipé au bout de quelques heures à l'aide d'une sonde n.° 1, que je lui plaçai aussitôt qu'il me fit appeler.

2.° Il est hors de doute que le *cathétérisme forcé* eût été impraticable dans un rétrécissement aussi dur et aussi long que celui là, sans sacrifier le malade à une mort certaine pour arriver à la vessie.

3.° Que l'irritation que procure le séjour des bougies et des sondes eût produit plus d'un accident grave avant d'arriver au succès.

4.° En faisant remarquer que la nature de ce rétrécissement était des plus dures, il sera démontré que (si l'on compare l'étendue de cet immense rétrécissement de 3 pouces 2 lignes, et du 1.ᵉʳ ayant un pouce) le grand nombre de cautérisations pratiquées n'excède pas de beaucoup

---

(1) La routine a généralement établi dans la pratique médicale les bains chauds contre toute espèce de rétention d'urine. Depuis que je me suis livré particulièrement aux maladies des voies urinaires, j'ai reconnu que cette règle souffrait beaucoup d'exceptions. Dernièrement, j'ai appris que Ducamp avait sans doute fait la même remarque, puisqu'il répondit à un malade qui désirait en prendre : « Prenez-en s'ils vous réussissent. » Je tâcherai dans la suite de préciser les cas où ils peuvent être nuisibles.

celui de plusieurs maladies ordinaires, réunies pour former la même étendue.

5°. Elle sera aussi une nouvelle preuve que la cautérisation bien faite, est encore bonne et efficace jusqu'au col de la vessie, puisque je l'ai pratiquée sur ce malade plusieurs fois à 7 pouces 9 lignes, et deux fois à 7 pouces 10 lignes sur un bourrelet formé à l'entrée du col de la vessie.

Depuis ce tems-là l'expérience m'a appris que ce bourrelet n'est pas rare chez les malades qui ont fait un long usage de bougies.

QUARANTE-SIXIÈME OBSERVATION.

Impuissance des sondes et des bougies d'un célèbre professeur ; supériorité de la méthode de Ducamp. Premier rétrécissement dans la courbure de l'urètre, guéri en trois cautérisations ; deuxième rétrécissement près du col de la vessie, guéri en quatre cautérisations.

M. Leturc d'Aubigny, âgé de 40 ans, était logé dans la maison de santé du faubourg Saint-Denis, lorsqu'il vint me consulter le 16 août 1824. Le teint jaune et plombé, l'œil terne et les joues caves de ce malade m'apitoyèrent sur sa santé autant que le récit qu'il me fit de sa maladie. Depuis six mois, il avait éprouvé plusieurs rétentions d'urine, qui ne durèrent pourtant jamais un jour entier. Peu satisfait des soins qu'il avait reçus dans l'établissement, où on n'avait pu le sonder, ni le faire uriner mieux (pendant six semaines de traitement), il me pria de le traiter comme un autre malade qui se louait beaucoup de mes soins.

La sonde exploratrice dont je fis usage avait trois lignes de diamètre ; après avoir éprouvé une secousse à deux pouces et demi, et une autre à 5 pouces, elle s'arrêta à 5 pouces 7 lig., où la pointe s'annonça par le moindre vestige qu'on puisse imaginer. Une bougie de cire jaune fournit le même indice et s'y courba. Que pouvais-je espérer d'un délai, là où M. le professeur Dubois avait employé envain pendant tant de temps, sondes et bougies, bains, régime et le repos.

Je pris une nouvelle empreinte, et soit qu'un certain spasme de l'urètre que nous ne connaissons pas encore bien, ait pu raccourcir la verge dans ma première recherche, soit que le malade, moins sensible, ait supporté mieux la pression nécessaire, et ait favorisé une plus grande extension par un peu plus de sécurité ; j'obtins un résultat qui doit servir de règle. Cette empreinte parvint à 6 pouces 3 lignes du méat urinaire, et forma un cône jusqu'à 6 pouces 7 lignes. Je me déterminai à cautériser avec mon plus petit porte-caustique, dirigeant le caustique en haut seulement ; je fis séjourner l'instrument en le pressant constamment pendant cinq minutes. Le malade n'éprouva le besoin d'uriner qu'à neuf heures du soir, quoiqu'il avait l'habitude de n'uriner que goutte à goutte depuis long-temps ; phénomène dont on a de la peine à concevoir la durée sans une rétention d'urine complète. C'est ici le cas d'admirer les grands avantages du régime, chez un malade déja très-épuisé par de *longues souffrances.*

Le deuxième jour de l'opération, les gouttes d'urine commencèrent à devenir plus *nombreuses*, au point que le troisième jour, elles purent former un petit filet interrompu. Le quatrième, une empreinte de 2 lignes et demie indiqua à 7 pouces 4 lignes, une pointe d'une ligne et demie. Une bougie emplastique d'une ligne, se courba sur elle-même régulièrement de manière à former un rouleau au milieu duquel se trouvait pressée une escarrhe de 2 lignes sur quatre d'étendue. Pour la première fois depuis long-temps le malade dormit toute la nuit. Le cinquième, la sonde exploratrice, à 6 pouces 9 lignes, fut trouvée tronquée, mais plus grosse dans toute sa longueur ; la nuit ayant été aussi calme que la précédente. Deuxième cautérisation, avec la même

précaution, mais avec mon porte-caustique n.º 1.
Dès-lors le malade put uriner, pour la première
fois sans être obligé de se mettre sur la chaise
percée, qui auparavant secondait les plus violens
efforts. Dans la soirée le malade urina un peu
mieux que le matin, pendant la nuit mieux encore, et chaque fois avec un jet de plus fort en
plus fort jusqu'à midi du lendemain, heure à
laquelle il vint m'exprimer sa joie que je partageai
jusqu'aux larmes. Ces larmes étaient-elles sin-
cères de part et d'autre, chirurgiens barbares
qui ne sûtes pas nous conserver la méthode d'Ambroise Paré? Et vous qui éloigneriez de toutes
vos forces d'inertie, la précieuse méthode de
Ducamp, si Charles X était moins généreux envers moi que Charles IX pour Ambroise Paré?
Qu'en penserez-vous? Peu m'importe... si j'ai
rempli mon devoir envers l'humanité. Le 6.º
jour de mon traitement le malade vint me confirmer les progrès de sa guérison ; il n'avait uriné
qu'une fois dans la nuit ; il fut étonné de voir
au jour que le jet d'urine avait acquis la grosseur d'une plume d'oie. Ayant quelques raisons
de présumer que l'escarrhe n'était point sortie,
nous prolongeâmes le repos. Le lendemain, quatrième jour de la deuxième cautérisation, l'escarrhe n'était point encore sortie ; la sonde exploratrice s'étant arrêtée plus de 5 lignes en deçà du

point cautérisé : j'en dus conclure que l'escarrhe étant mobile, était cause que la pointe était en bas et qu'elle remplissait les trois quarts supérieurs du canal. Une bougie emplastique d'une ligne s'y courba si bien qu'elle rapporta une escarrhe étroite à ses deux extrémités, ayant une ligne et demie au centre. Que de raisons pour célébrer la fête de Louis XVIII? Mon malade au lieu de se reposer se fatigua de bon cœur, mais il éprouva des douleurs de tête et du malaise pendant deux jours. Le 28 août, douzième jour du traitement, le malade se trouvant mieux, je pratiquai la troisième cautérisation avec l'instrument à éminence, parce que plusieurs empreintes successives m'indiquèrent que le canal était en bas. Je le laissai cinq minutes en place parce que je soupçonnais une bride. Le quinzième jour, l'empreinte à 7 pouces 3 lignes, rapporte une bride capillaire de dix lignes de longueur : voulant détruire un bourrelet qui avait moins de 2 lignes et demie, j'introduisis le gros Ducamp. Au moment où je le pressai pour l'assujetir convenablement, il franchit 3 à 4 lignes, puis s'arrêta ; présumant qu'il avait pu rencontrer et enfoncer une bride, je prévins le malade que j'allais retirer l'instrument sans cautériser. Nous reconnûmes en effet que sa cavité contenait une bride capillaire de 4 lignes, saignante d'un bout et grisâtre de l'autre, semblable au fragment d'escarrhe précédemment sorti.

Le deux septembre, la sonde exploratrice tra-verse le rétrécissement, pénètre jusqu'au col de la vessie, où elle semble s'arrêter, et se déprime en effet d'une demi-ligne circulairement ; une bougie à ventre de 2 lig. et demie (même diamètre que la sonde exploratrice employée) séjourne 5 mi-nutes dans le col, puis 10 minutes dans le rétré-cissement. Le 4 même traitement. Symptômes équivoques jusqu'au 7. Nouvelle empreinte, à 7 pouces 8 lignes, végétations à droite, en haut et à gauche, constituant cette espèce de petites maladies commençant en avant du col de la vessie (*Voy*. ch. IV.) Le gros Ducamp y est ap-pliqué en haut seulement pendant deux minutes, avec assez de succès pour que trois jours après une sonde de trois lignes soit enfoncée dans la vessie. Après dix jours de dilatation, nouvelle cautérisation encore insuffisante pour le deuxième rétrécissement ; il en faut une troisième à peu près sur la même place. Enfin une quatrième est pratiquée le 25 septembre, de 7 pouces, 11 l. à 8 pouces où se trouve le col de la vessie chez ce malade. Dès-lors sa santé s'améliora chaque jour ; son teint alteré depuis long-temps changea tota-lement, et le 12 octobre, il put quitter Paris avec la plus grande satisfaction. Jusqu'à ce jour j'ai eu plusieurs fois l'occasion de le voir toujours aussi satisfait de sa santé.

Quarante-septième Observation.

Rétrécissement situé au-delà de la courbure de l'u-rètre s'étendant de 7 p. à 8 p. 6 l., jusqu'au col de la vessie inclusivement, guéri par 12 cautéri-sations ; tendance des végétations de l'urètre à repulluler. Impuissance et danger de l'inexpé-rience ; succès à lui opposer. Nécessité d'un en-seignement public.

M. H..., âgé de 32 ans, me fut amené par son père le 2 septembre 1824, parce que l'un et l'au-tre s'étaient persuadés que le médecin qui lui avait pratiqué QUARANTE CAUTÉRISATIONS pour le guérir de sa rétention d'urine, avait mal détruit la cause de cette maladie. En effet, il urinait pres-qu'aussi mal qu'avant de se faire traiter, et les trois mois employés à ces opérations avaient été si pénibles que chacune d'elles avait été suivie de douleurs assez violentes pour occa-sionner chaque fois de la fièvre et augmenter la dysurie pendant les accès qui durèrent sou-vent plus de trois heures.

Au dire du médecin qui les avait faites, « L'obstacle commençait à ENVIRON cinq pouces (1) : et il croyait avoir cautérisé ENVIRON un pouce ». Quoi qu'il en soit, la sonde exploratrice que j'employai en présence de son père avait trois lignes de diamètre. Elle ne s'arrêta qu'à 7 pouces du méat urinaire, en formant un cône très-court, avec une petite éminence en haut, près de la pointe, quoique le canal fût à peu près au centre. Une bougie emplastique, d'une ligne de diamètre, se courba à 8 pouces : le lendemain également. Le 4, empreinte à-peu-près semblable; mais à 7 p. 5 l. Le malade ayant uriné mieux dès l'usage de la bougie de la veille, je me décidai à pratiquer la première cautérisation avec mon porte-caustique. Le 7, l'empreinte, à 7 p. 8 l., indi-

---

(1) Ce peu de précision dut me frapper d'autant plus , et me faire attacher plus de prix à connaître la capacité de l'opérateur, que l'idée de l'erreur se fortifia considérablement par celle de la constance des accès fébriles après chaque cautérisation. Je fus affligé lorsque j'appris que cette erreur reconnaissait pour auteur un homme qui avait négligé de cultiver mon amitié, et qui, quelques mois auparavant, se félicitait en ma présence d'avoir eu l'idée de réduire le cylindre du porte-caustique en une simple gouttière pour un cas de pratique où l'empreinte n'avait pas de pointe ! Cette erreur explique assez pourquoi le caustique, placé indubitablement à côté de l'obstacle , occasionna de la fièvre après chaque cautérisation.

qua des végétations en bas et la pointe à 7 p. 11 l.
un bourrelet qu'on aurait pu prendre pour le
col de la vessie : 2.ᵉ cautérisation.

Le 11, pointe à 8 p. 3 l., paraît être entrée
dans le col; j'y applique le gros porte-caustique.
Le 15, pointe à 8 p. 3 l., diamètre 2 l., plus régulière. Présumant que la 4.ᵉ cautérisation pourrait être inutile, je la différai jusqu'au lendemain;
j'employai un dilatateur de 2 l. et demie. Le 16,
nouvelle empreinte à 7 p. 10 l., diamètre 2 l.,
bourrelet surtout en haut; 4.ᵉ cautérisation avec
le gros Ducamp. Le 20, empreinte à 8 p. 7 l., diamètre 1 l. et demie; bougie à ventre, 2 l. et demie à 8 p. 6 l. Le 21, même empreinte, repos.
Le 22, empreinte à 8 p. 3 l., 5.ᵉ cautérisation.
Deux jours après le malade rendit des glaires gri-
sâtres avec quelques stries de sang qui exaspérè-
rent sa pusillanimité. Il me fut d'autant plus facile de le rassurer, que depuis le commencement
du traitement, il n'avait jamais éprouvé de fièvre, jamais ces vives douleurs qui l'empêchaient
de travailler précédemment, et que d'ailleurs le
jet de l'urine devenait de jour en jour plus grand
et plus facile. Le 28, je fus obligé de faire une
légère cautérisation à 8 p., ainsi que le 4 octobre
et le 7 du même mois. Le 13, empreinte à 8 p.
6 l., indice de bride, 9.ᵉ cautérisation. Quatre
jours après, sonde exploratrice 2 l. et demie

(156)

dans la vessie ; bougie-à-ventre un quart d'heure,
dans le rétrécissement ; le 19 elle passa très-facilement dans la vessie. Le 20, ma bougie métallique de 3 l. passa aussi facilement dans la vessie,
au grand étonnement du malade ; mais, le 21,
une bougie de cire de même forme et de même
diamètre s'arrêta au col de la vessie, quoique le
malade ait eu la précaution de retenir ses urines.
Dans la journée, il rendit quelques gouttes de
sang. Après deux jours de repos, une nouvelle
empreinte de 3 l. pénétra de nouveau facilement
dans la vessie, circonstance qui me fit attribuer
le saignement précédent à l'état variqueux de
quelques capillaires de la membrane muqueuse
qui avoisine et tapisse la partie antérieure du col
de la vessie. Une bougie à ventre de même diamètre ne pénétra pourtant pas ; une partie de la
cire fut rebroussée en haut. Après trois jours de
repos, une bougie de 2 l. et demie pénétra à 9 p.
et revint un peu courbée dans le col ; le 27 il en
fut de même ; mais de plus un bourrelet mani-
feste, *toujours en haut*, me porta à y pratiquer la
10.ᵉ cautérisation à 8 p., avec le gros porte-caustique de Ducamp. Le malade s'en trouva si bien
qu'il ne revint chez moi que cinq jours après,
parce qu'il urinait plus fort que jamais. Aussi le
2 novembre je n'eus pas de peine à lui passer une
bougie à ventre de 3 l. dans la vessie. Le 5,

sonde exploratrice à 7 p. 10 l. déprimée en haut
en forme de croissant; bougie de 2 l. et demie ne
passe plus dans la vessie : l'escarrhe pouvant n'ê-
tre pas sortie, je diffère encore la cautérisation.
Le 8, deux sondes exploratrices de 3 l. employées
successivement ne purent pénétrer dans la vessie;
l'une sortit tronquée et bifurquée, l'autre avec
une pointe aiguë à 8 p. 9 l. Le 10, sonde exploratrice 3 l. dans la vessie; bougie 2 l. et demie
n'entre pas. Le 12, sonde exploratrice 3 l. n'entre pas non plus, au contraire elle se trouve déprimée encore d'une ligne en haut; 11.ᵉ cautérisation. Le malade urina mieux jusqu'au 16; 12.ᵉ
et dernière cautérisation de 7 p. 11 l. à 8 p. 3 l.
Le 20, sonde exploratrice de 2 l. et demie passe
et repasse dans la vessie sans occasionner la moindre douleur, comme auparavant. Une sonde exploratrice de 3 l. indiqua une escarrhe à sa pointe
arrêtée au col de la vessie, probablement parce
que les légers frottemens de la plus petite avaient
néanmoins suffi pour la détacher complètement.
Trois jours après la même sonde entra facilement
dans la vessie; le 6 décembre également, ainsi
qu'une bougie à ventre de même grosseur. Toutes les craintes de ce malade furent dissipées à
tel point qu'il discontinua de venir chez moi, et
ne tarda pas à se marier, pour ne plus être exposé
à de nouveaux écarts de jeunesse!

Que de sages réflexions suggerra cette observation à ceux qui ont assez de bon sens pour ne pas pratiquer les opérations les plus difficiles, avant de les avoir étudiées avec des maîtres expérimentés, et pour penser que la présomption est un mal et la prudence une vertu, dont ne devrait pas se dispenser celui qui instrumente son semblable. Nicod ne serait-il pas digne de l'École de Perfectionnement ?

QUARANTE-HUITIÈME OBSERVATION.

Premier rétrécissement s'étendant de 4 pouces 5 lignes à 5 pouces 5 lignes, détruit par 4 cautérisations. Deuxième rétrécissement s'étendant de 6 pouces à 6 pouces 8 lignes ; quatre cautérisations. Premier témoignage de confiance donné par Ducamp à Nicod. Origine du dilatateur métallique d'après les principes de Ducamp.

M. P. de R...., après avoir combattu sans succès par des bougies une maladie organique de l'urètre, commençait à éprouver une très-grande difficulté d'uriner depuis environ deux mois, lorsqu'il vint me consulter le 28 mars 1823. Il m'apprit que s'étant présenté chez le célèbre Ducamp pour réclamer ses soins, il lui avait fait répondre de s'adresser à moi avec confiance. En effet, il eut la complaisance d'y revenir trois fois avant de me rencontrer. Je lui répliquai que j'étais assez flatté de cette préférence pour mettre tous mes soins à suivre exactement la méthode inventée par Ducamp. L'éducation soignée qu'avait reçue ce malade, le mit à même d'apprécier mes réponses à toutes les questions qu'il dût me faire pour établir sa confiance dans une circonstance aussi délicate. Satisfait sur tous les points, il se livra à la cautérisation dès le lendemain. Un premier rétrécissement s'étendait de 4 pouces 5 lignes à 5 pouces 5 lignes, et n'avait qu'une demi-ligne à son embouchure; ensuite d'une à deux lignes, dans le reste de son étendue. Quatre cautérisations furent successivement dirigées sur ce point.

Un deuxième rétrécissement existait de 6 pouces à 6 pouces 8 lignes; il exigea 4 cautérisations. Après la 5.me et la 6.me, le canal se trouva filiforme et offrit une bifurcation jusqu'à la dernière empreinte, quoiqu'il n'existât pas de fausse route. Le 22 avril, la dilatation fut complète, puisque le malade pouvait faire usage d'une bougie de 3 lignes et demie, diamètre naturel du canal. Ce qui lui prouva qu'il était parfaitement guéri, c'est qu'au commencement de mai, il put faire un voyage de Paris au Hâvre en six jours, sans en éprouver le moindre inconvénient. Ce fut à cette époque que je fis fabriquer les premières bougies à-ventre en argent, pour s'accommoder davantage aux besoins des malades qui seraient forcés de voyager sans être embarrassés d'une grande provision de bougies emplastiques, difficiles à conserver intactes dans les pays chauds, et promptes à s'altérer dans l'usage ordinaire.

QUARANTE-NEUVIÈME OBSERVATION.

Premier rétrécissement de 23 lignes de longueur, d'un tiers de ligne de diamètre, guéri par cinq cautérisations. Deuxième rétrécissement situé au delà de la courbure de l'urètre guéri par 2 cautérisations, cure complète en moins d'un mois.

M. de M..., âgé de 69 ans, demeurant à Paris, d'une médiocre constitution, éprouvait, depuis dix ans, tous les symptômes précurseurs d'une rétention d'urine par rétrécissement de l'urètre, lorsqu'il vint me consulter. Déja cinq ans auparavant, la rétention fut complète pendant un jour; on y remédia par des topiques émolliens, des bains, un régime très-sévère, mais les douleurs du canal ne le quittèrent plus. La difficulté d'uriner étant devenue plus grande, les douleurs se propagèrent jusque dans la vessie. Plus tard il fut dans l'impossibilité d'uriner sans être exposé à rendre involontairement les matières fécales. Ce fut dans cet état que le 19 février 1824, je lui reconnus un rétrécissement qui s'étendait de 5 pouces à 6 pouces 9 lig. , qui n'avait qu'un tiers de ligne de diamètre.

Doué d'une grande susceptibilité nerveuse, le malade m'offrit le lendemain le phénomène suivant : une bougie emplastique d'une ligne ne put parvenir qu'à 2 pouces, piqua les parois de l'urètre et ne put aller plus loin, tant la contraction du canal était devenue forte en cet endroit. Une bougie de gomme élastique du même diamètre éprouva la même difficulté. Dans le même instant (en présence d'un de ses parens) j'introduisis une bougie de 2 lignes de diamètre, jusqu'à 5 pouces, *très-facilement ;* ensuite je portai, sur le même point, un conducteur de 2 lignes et demie de diamètre, à travers lequel je fis pénétrer une bougie d'une ligne dans le rétrécissement jusqu'à 6 pouces seulement. Le restant du mois fut employé à la préparation du malade et au repos nécessité par une si grande susceptibilité.

La première cautérisation fut pratiquée le deux mars ; elle augmenta déja sensiblement le jet des urines, et les 4 autres qui la suivirent, détruisirent complètement ce premier rétrécissement.

Le deuxième était situé à 7 pouces : il n'avait qu'une ligne de diamètre ; je le dilatai avec une bougie fine et le cautérisai ensuite 2 fois. Alors commença le ravissement du malade pour la méthode curative de Ducamp. Toutes ses souffrances disparurent, en effet, comme par enchantement. Le 25 mars, la sonde exploratrice de 2 l. et demie passa dans la vessie, fut remplacée par une bougie à ventre de même diamètre, et le 27 par une de 3 lignes, qui à la fin du même mois était devenue très-facile. Pendant les 10 premiers jours du mois suivant, le malade put se servir lui-même d'une bougie de 3 lignes et demie ; toutes ses fonctions se faisaient librement et l'embonpoint acquis récemment le rajeunissait. de dix années. Déjà, depuis deux ans, il jouit d'une santé parfaite.

CINQUANTIÈME OBSERVATION.

Premier rétrécissement guéri par deux cautérisations. Deuxième rétrécissement dans la courbure de l'urètre d'un pouce d'étendue, guéri par quatre cautérisations.

M...., âgé de 28 ans, architecte, demeurant à Paris, me fut recommandé le 10 août 1823, par M. Thévenot, chirurgien ordinaire du Roi, qui lui avait fait pendant deux mois un traitement indispensable avant d'employer la cautérisation dont il me confia le soin. Je lui trouvai un rétrécissement qui s'étendait de 5 p. à 5 p. 4 l. ayant 2 l. à la base d'un cône de cette étendue, dont la

(163)

pointe n'avait qu'une ligne et un tiers. Deux cautérisations suffirent.

Un deuxième rétrécissement existait à 6 p. et s'étendait à 7 p.; son diamètre n'était que d'une ligne et demie; le canal était situé à droite. Les quatre cautérisations qu'il exigea furent pratiquées en vingt jours, à cause des occupations du malade. La dilatation fut différée pendant un voyage de quinze jours, après lequel il me fut facile de parvenir à la vessie avec une bougie de deux lignes et demie. Le malade se trouva assez heureux pour pouvoir continuer lui-même la dilatation par les bougies à ventre, pendant son séjour dans les départemens où il avait obtenu une place.

Cinquante-et-unième observation.

Premier rétrécissement guéri par une seule cautérisation. Deuxième rétrécissement dans la courbure de l'urètre et au-delà, guéri par deux cautérisations. Guérison en cinquante jours malgré une complication grave.

M. R..., âgé de 56 ans, demeurant à F..., département des D..., avait éprouvé jusqu'à l'âge de 44 ans, trois gonorrhées graves, dont une fut traitée pendant neuf mois avec différens moyens et surtout des injections astringentes, que l'on

11..

n'épargna pas non plus dans les deux autres maladies. Jamais la guérison ne fut parfaite ; l'urètre
ne tarda pas à se rétrécir ; la dysurie arriva et les
urines ne purent bientôt plus sortir qu'avec de
grands efforts et seulement goutte à goutte. Lorsqu'il fut arrivé à cette extrémité, on lui ordonna
l'usage des bougies élastiques, graduées jusqu'au
n.° 8. Elles lui procurèrent quelque soulagement,
mais il ne dura que quinze mois. La difficulté d'u-
riner reparut de nouveau, accompagnée de douleurs extrêmement aiguës. C'est dans cet état
qu'il vint réclamer mes soins le 27 juillet 1823.

Je lui trouvai un rétrécissement qui, ne s'é-
tendant que de 5 p. à 5 p. 4 l. fut détruit par une
seule cautérisation.

Un deuxième rétrécissement existait de 6 p.
1 l. à 6 p. 9. l. ; il n'exigea que deux cautérisations.
Le 4 août, une sonde de 2 l. et demie put passer
dans la vessie, quoique le malade eût éprouvé le
matin une rétention d'urine dans le bain. Dès lors
une nouvelle cautérisation devint inutile. Le lendemain j'employai un dilatateur de 3 l., successivement dans les deux rétrécissemens. Le 9, le
canal avait repris son état naturel, excepté dans
un seul point resté douloureux à 15 l. du méat.
On y introduisit une mèche enduite d'onguent
rosat composé. Ce moyen réussit les quatre ou
cinq premiers jours, mais m'apercevant que la

maladie avait plus de tendance à rester station-
naire et à s'aggraver, qu'à suivre les progrès ordinaires d'une convalescence véritable, je fis commencer des frictions sur les cuisses. A la troisième, le malade, qui jusques là s'y était soumis
avec un peu de répugnance, commença à reconnaître que le nouveau remède était indispensable.
Dès lors le mieux ne fit qu'augmenter chaque
jour, et mes bougies médicamenteuses complé-
tèrent la guérison. Dès le 18 septembre il se félicita de sa docilité,

CINQUANTE-DEUXIÈME OBSERVATION.

*Premier rétrécissement en avant de la courbure,
une cautérisation. Deuxième rétrécissement derrière la courbure, une cautérisation. Troisième rétrécissement dans la région prostatique
de l'urètre, une cautérisation. Rétention d'u-
rine prévenue et guérie par trois cautérisations.
Possibilité de voyager, avant et après la cautérisation.*

S..., Entrepreneur de diligences, âgé de 53
ans, obligé de voyager continuellement pour ré-
parer de mauvaises affaires qu'il ne devait pas à
l'inconduite, vint me consulter à la hâte le 24
décembre 1823. Il éprouvait tous les symptômes
d'une rétention d'urine imminente, dépendant

d'un rétrécissement de l'urètre. Je l'explorai aussitôt et lui reconnus un premier rétrécissement, qui s'étendait de 5 pouces 9 lignes à 6 p. 2 lignes, ayant une ligne et demie de diamètre.

Un deuxième, de 6 pouces 8 lignes à 7 pouces, ayant également une ligne et demie de diamètre. Un troisième situé à 7 pouces 5 lignes, et s'étendant à 7 pouces 10 lignes, où la sonde exploratrice présenta une légère bifurcation. J'employai successivement une cautérisation sur le premier; une 2.me sur le 3.me, avec le petit porte-caustique de Ducamp, et une 3.me sur le 2.me rétrécissement. Aussitôt après la seconde cautérisation le malade fut soulagé, urina mieux et put continuer à faire chaque semaine un voyage à 25 lieues de Paris. Dès-lors se trouvant satisfait du soulagement qu'il éprouvait, il négligea son traitement et toute espèce de témoignage de reconnaissance envers son bienfaiteur. Cette observation, quoiqu'incomplète sous plusieurs rapports, n'en sera pas moins très-utile aux malades qui avec des sentimens plus élevés apprendront que la méthode de Ducamp peut rendre la santé sans interrompre les affaires qu'ils pourraient avoir à 25 lieues, et même à trente lieues, comme le prouve l'observation de M. V.. ch. IX.

OBSERVATION CINQUANTE-TROISIÈME.

*1.ᵉʳ Rétrécissement de 10 lignes d'étendue, six cau-
térisations ; 2.ᵐᵉ de 4 lignes, deux cautérisations ; 3.ᵐᵉ rétrécissement de 3 lignes d'étendue,
au-delà de la courbure de l'urétre, une seule cautérisation. Récidive curieuse ; guérison.*

M. M. , demeurant dans le département de la
Côte d'Or, eut à l'âge de 24 ans une blennorrhagie qui dura 2 *à* 3 *mois ;* mais depuis cette
époque, il lui resta un écoulement opiniâtre
qui se renouvella presque chaque année, jusqu'à sa 69.ᵉᵐᵉ année. Malgré une aussi inconcevable négligence, il n'eut qu'une seule rétention
d'urine qui céda à des cataplasmes appliqués au
périnée et à l'hypogastre, et dont il prévint le
retour par un usage irrégulier de quelques bougies, *qu'il ne porta jamais à demeure.*

Le 24 janvier 1824, ses urines étaient fétides
et glaireuses depuis un an ; depuis long-tems il
urinait souvent goutte à goutte avec des difficultés et des douleurs plus ou moins grandes. Je
lui trouvai un 1.ᵉʳ rétrécissement d'une ligne de
diamètre, s'étendant de 2 pouces 3 lignes à 3
pouces 1 ligne, et à l'orifice duquel le canal était
en bas. Cette affection exigea six cautérisations.

Un deuxième rétrécissement s'étendait de 5 p. 2 l. à 5 pouces 6 lig. Deux cautérisations en triomphèrent, et rendirent presque parfait le jet des urines; néanmoins un troisième existait de 7 p. à 7 p. 3 l., et fut détruit par une seule cautérisation,

La dilatation fut portée à 2 lignes et demie le 16 février, époque à laquelle des affaires pressantes le forcèrent de retourner dans sa famille, très-satisfait de rendre ses urines comme dans sa jeunesse.

Le 28 mars il me confirma sa guérison, en m'apprenant qu'il était parvenu à passer avec aisance une bougie de 3 lignes et demie, et qu'il urinait à plein canal dans le meilleur état de santé possible.

Cette santé parfaite dura dix mois. Le 18 décembre de la même année, s'étant rendu à Paris pour son commerce, je jugeai nécessaire une nouvelle cautérisation à l'entrée du 2.me rétrécissement à droite et en haut : elle procura tout le bien que je m'en étais promis. Le 5 janvier 1825, j'en fis autant à l'entrée du 3.me rétrécissement, c'est-à-dire, à 6 p. 11 l., puis une nouvelle sur son centre (déja cautérisé une fois, 10 mois auparavant); puis enfin une troisième au-delà de tout ce qui avait été cautérisé précédemment, c'est-à-dire à 7 p. 6 l. Dès-lors le malade pouvant

entretenir la dilatation de son canal par les bougies à ventre, partit de Paris le 22 du même
mois, et se porta bien tout le reste de l'année.

Il est à remarquer que si les rétrécissemens
mous cèdent avec une promptitude étonnante à
l'action du nitrate d'argent, ils sont aussi plus
susceptibles de repulluler que les autres. Cette
observation prouvera aussi que les récidives
qu'un bien petit nombre de mes malades ont
éprouvées, sont presque toutes établies sur des
points qui n'avaient été frappés que très-peu, ou
pas du tout, par le caustique.

Tout récemment ce malade m'a mis à même
de constater le bon état de son canal ; mais m'a
laissé des craintes sur un catarrhe de vessie qui
m'a paru dépendre d'une tumeur fongueuse dans
le voisinage du col de la vessie. Sensiblement
soulagé par les injections que je lui ai fait faire
avec une seringue appliquée à l'urètre immédiatement, il s'est refusé à tout autre traitement
pour retourner dans ses foyers.

Je ne doute pas que les injections d'eau tiède
ne soulage constamment dans les catarrhes de
vessie causés par des tumeurs fongueuses, mais
alors elles ne seront que palliatives ; au lieu que
dans les cas simples elles seront parfaitement
curatives.

OBSERVATION CINQUANTE-QUATRIÈME.

1.er Rétrécissement à 4 p. 10 l. du méat, détruit par une cautérisation ; 2.me rétrécissement dans la courbure de l'urètre et au-delà, de 18 lignes d'étendue ; 20 cautérisations. Végétations susceptibles de repulluler ; aversion pour les bougies ; guérison, plus de deux mois avant la mort.

M. Gossin, âgé de 50 ans, rentier, demeurant rue du Faubourg du Roule, n.° 22, vint me consulter le 21 août 1823 et m'apprit que, 12 ans auparavant, il avait eu une rétention d'urine à laquelle il put remédier avec des bougies, dont il continua l'usage environ deux mois, pendant la nuit seulement. Je lui reconnus un rétrécissement à 4 p. 10 l., qui n'avait que 3 lignes d'étendue, et dont une seule cautérisation triompha, quoique le canal ne conservât qu'une ligne et quart de son diamètre.

Un deuxième rétrécissement s'étendait de 6 pouces à 7 pouces 6 lignes, et n'avait qu'un tiers de ligne à son origine, ensuite une ligne et demie jusqu'à 7 pouces et de 7 à 7 pouces 6 lignes, rarement 2 lignes de diamètre. Dans la courbure de l'urètre les végétations se trouvèrent constamment en bas, phénomène qui paraît s'expliquer par l'usage des bougies de gomme élastique *trop roides*, comme on les emploie encore malheureusement trop souvent (1). Vingt cautérisations furent nécesssaires pour réprimer les végétations que la membrane muqueuse reproduisait dans les endroits déjà cautérisés. La grande irritabilité du malade ne fut pas la seule cause de la longueur du traitement ; sa crainte et son aversion pour la dilatation y contribuèrent d'autant plus, que le malade se chargea pendant quelques semaines de cette partie de la cure. Suivant la coutume en pareil cas, il arriva que le malade y mit des délais trop prolongés, et qu'il n'arriva que dans le mois de décembre au diamètre naturel de son canal.

Le 30 janvier 1824, il vint m'annoncer que depuis plusieurs semaines il avait eu des accès de fièvre, et avait négligé l'usage des bougies à ventre ; néanmoins je lui en plaçai facilement une, et il vit avec plaisir constater ainsi sa parfaite guérison.

Plus de deux mois après, M. G... que sa ré-

______

(1) L'abus que l'on fait de la force pour surmonter un obstacle de l'urètre est des plus funestes. Nous recommanderons donc les bougies emplastiques bien faites de préférence à toutes celles de gomme élastique. Néanmoins celles-ci ne seront jamais nuisibles, lorsqu'elles seront creuses et dirigées sans stylet.

tention d'urine et sa fortune avait habitué aux bains de siége, éprouva un refroidissement qui fit enflammer l'articulation du genou gauche et la cuisse du même côté. Des douleurs aiguës dans les lombes s'accompagnèrent d'une fièvre violente qui affecta l'esprit et le cerveau de ce malade. Son médecin ordinaire leur opposa en vain les ressources d'une méthode rationelle. Le malade mourut un peu tragiquement. Comme il avait voulu me consulter deux jours avant sa mort, et que je m'étais trouvé réuni d'opinion avec M. le D....., nous fîmes ensemble toutes les démarches nécessaires pour obtenir l'autopsie, tant dans l'intérêt de ses parens *éloignés*, que dans l'intérêt de la science, et par conséquent de l'humanité. Une *légataire universelle,* je ne dirai pas, par économie, mais par un excès d'intérêt, nous ferma sa porte et rendit nulle toute la peine que nous étions donnée pour obtenir des éclaircissemens sur la vraie cause de la mort, dans un cas si compliqué.

Si les détracteurs de la méthode de Ducamp voulaient imputer la mort à des cautérisations faites plus de deux mois auparavant, comme chez le précepteur *Létang*, obs. 7.me pourraient-ils affirmer ici que la tendance des végétations à repulluler ne dépendait pas d'un principe vénérien mal détruit, et que la maladie du périoste

(173)

et du fémur avait aussi une autre origine qu'un
simple rhumatisme gouteux? Le lecteur expérimenté et de bonne foi y réfléchira.

1.er *Rétrécissement d'un pouce d'étendue, 12 cau-*
térisations ; 2.e rétrécissement d'un pouce et demi,
31 cautérisations ; bourrelet prodigieux ; gravel-
le ; guérison parfaite.

G. T., Hollandais, âgé de 50 ans, était affecté
de deux rétrécissemens de l'urètre; le 1.er s'étendait de 5 p. à 6 p. ; le 2.me de 7 p. à 8 p. 3 lig.
Dans son enfance, son père l'avait prévenu
qu'en raison d'une disposition à la gravelle, il
devait avoir soin de ne pas différer l'émission de
ses urines. Apparemment que cette disposition
était héréditaire, puisque nous avons vu dans
le sujet de la 34.e observation, que la présence
de calculs dans la vessie avait peut-être multiplié et sûrement rendu plus opiniâtres les rétrécissemens de l'urètre. A la vérité, dans l'un et
l'autre cas, ces maladies avaient été précédées de
gonorrhées très-longues et opiniâtres; mais il est
aussi vrai de dire par anticipation que celle qui
nous occupe n'a été bien guérie qu'après que
le malade a été soumis aux frictions mercurielles,
convenablement faites sur les membres inférieurs;

c'est pourquoi nous ferons remarquer que le premier rétrécissement, qui n'avait dans le principe qu'un pouce d'étendue, ayant paru détruit par sept cautérisations, en a exigé cinq autres de 6 p. à 6 p. 6 l. ; ce qui cessera d'étonner, lorsqu'on sera convaincu qu'il existait réellement chez ce malade une complication vénérienne.

Le 2.ᵉ rétrécissement nécessita d'abord 25 cautérisations. Mais comme *le soulagement du malade n'était pas en rapport avec la destruction des rétrécissemens*, nous employâmes avec succès les frictions mercurielles. La grande irritabilité de l'urètre se dissipa d'une manière remarquable ainsi que la *blennorrhée qui caractérise généralement la complication vénérienne.* Aussi le mal qui s'était établi dans les points intermédiaires aux deux rétrécissemens avant l'usage des frictions a cédé beaucoup plus vite à trois cautérisations pratiquées à de longues distances, et trois autres pratiquées près du col de la vessie, entre 8 p. et 8 p. 3 lig.

La chose la plus étonnante que nous ait présentée ce malade, c'est un bourrelet complet à 7 p. 3 l. , tellement dur et fibreux, qu'il ne s'est détaché en totalité qu'après dix cautérisations employées sur ce point ; encore ne céda-t-il à la dernière, que parce que j'étais parvenu à faire pénétrer le caustique à 4 lig au-delà, où se terminait un prolongement de plus en plus mince.

Cette escarrhe avait une ligne d'épaisseur, et sortit sous la forme d'un anneau que j'ai pu conserver avec son prolongement, malgré le racornissement qui en altère toujours un peu les proportions. Je n'ai rencontré ce phénomène que deux autres fois, mais dans des dimensions plus petites.

Si cette maladie a été aussi longue à guérir, c'est qu'il était difficile de croire à une cachexie vénérienne, chez un homme qui n'en présentait aucun symptôme, d'où l'on pourrait conclure : *que toutes les blennorrhées qui ne sont pas entretenues par le défaut de propreté, d'un régime raisonnable, ou par l'abus des plaisirs, doivent être regardées comme réclamant l'usage des frictions mercurielles sur les membres inférieurs, tant que l'on aura pas découvert un meilleur remède; puisque celui-ci était déjà préféré par Ambroise Paré, au commencement du 17.ᵉ siècle, et qu'aujourd'hui nous le recommandons comme celui auquel nous devons nos plus beaux succès.*

Le lecteur apprendra avec satisfaction que l'état de ce malade s'est amélioré rapidement, et lui permet aujourd'hui de vaquer à ses affaires avec la plus grande satisfaction (1).

____

(1) Cet homme doué de la plus grande sensibilité pour les

OBSERVATION CINQUANTE-SIXIÈME.

*Rétrécissement de 11 lig. d'étendue dans la cour-
bure de l'urètre ; cinq cautérisations ; guérison
en un mois, sans un jour de repos ; insuffisance
des bougies pendant six ans ; nouvelle preuve de
l'efficacité des frictions méthodiques.*

Char..., courtier de commerce, âgé de 40 ans,
demeurant rue de la Lune à Paris, après une

---

misères d'autrui ne sera-t-il pas bien heureux de revoir le
compatriote qu'il m'adressa dernièrement ?

Le 9 février 1826, M. C...., logé rue du Faubourg St.-De-
nis, n.º 71, vint m'apprendre que depuis plus de cinq ans il
urinait très-mal malgré tous les soins et remèdes que lui
avaient donnés divers médecins. Une seule fois, l'un d'eux
avait tenté l'usage d'une sonde et n'avait pu parvenir qu'à
deux ou trois pouces dans l'urètre. Depuis plus d'un an, convaincu que tout ce qu'on lui avait prescrit avait été inutile, il
avait renoncé à tout autre remède que le régime. Cependant
il était rarement deux heures sans être forcé d'uriner ; quelquefois ce besoin se renouvellait d'heure en heure et très-
souvent de demi-heure en demi-heure, à un tel point, qu'il
se relevait douze à quinze fois la nuit. Cette résignation m'é-
tonna autant qu'elle m'intéressa quand je sus que ce malade
s'adonnait au commerce le plus actif ; et qu'il réunissait tous
les symptômes d'un catarrhe de vessie. Les urines étaient bourbeuses, ammoniacales, au point d'infecter sa chemise et de
déposer beaucoup de glaires, par le refroidissement.

J'employai aussitôt une sonde d'argent, de deux lignes fai-

quinzaine de gonorrhées et un chancre, remarquait, depuis plus de six ans, tous les signes
précurseurs d'un rétrécissement de l'urètre, lors-

---

bles de diamètre, qui après s'être arrêtée à 9 pouces, pénétra néanmoins facilement dans la vessie et donna issue à 12
ou 15 onces d'urine teinte de sang, sans aucun indice de
pierre. C'est alors que le malade me dit qu'il lui arrivait souvent d'en rendre de pareille. M'étant aperçu qu'un certain
frottement que la sonde avait rencontré derrière le col de la
vessie était la vraie cause de la présence d'un sang presque
pur dans les yeux de l'instrument, je présumai bien que ce
catarrhe de vessie était causé par une excroissance fongueuse
dont j'avais trouvé des vestiges à l'entrée et au-delà de la
grande courbure de l'urètre. Le malade étant fort et bien
constitué, ne pouvant d'ailleurs s'assujettir au repos, je lui
prescrivis 15 sangsues à l'anus. La nuit fut plus calme ; le 2.ᵉ
jour, le souvenir de la douleur de la sonde me parut autant
contribuer à faire contracter extraordinairement le méat urinaire (incliné complètement en bas au lieu d'être en avant)
que le vice de conformation de la partie antérieure du canal.
Ces deux circonstances existaient en effet, car jamais je ne
pus parvenir à prendre une empreinte au-dela d'un pouce et
demi, toujours la sonde s'y moula d'une manière insidieuse,
quoique je passasse dans la vessie une sonde d'argent d'environ 2 lignes de diamètre. Le 3.ᶜ jour, la même sonde pénétra
plus facilement ; le premier jet d'urine amena plusieurs fragmens membraniformes ; l'urine fut encore très-sanguinolente ;
mais le malade avait déjà beaucoup moins souffert, et n'avait
uriné la nuit que 3 fois au lieu de 15. ; le 4.ᵉ, sonde, urine
brunâtre, débris membraneux pâles, paraissant avoir sé-

qu'il vint me consulter le 29 février 1824. Sa dernière maladie avait été traitée si heureusement, au moyen des frictions mercurielles, soigneusement dirigées par le docteur Jurine, de Genève, que, dès-lors, il n'éprouva aucun symptôme vénérien : circonstance que nous ferons encore remarquer à l'appui de l'opinion que nous voudrions faire prévaloir, dans l'intérêt des malades et des jeunes médecins qui ajouteront foi à nos observations. Ce qui fortifie encore ce principe, c'est la facilité avec laquelle on guérit, par

journé dans l'urine. Une bougie emplastique d'une ligne pénétra dans la vessie et ne ramena rien.

Le 5.e, quoique le malade eût uriné 5 minutes auparavant, la sonde fit sortir 8 à 10 onces d'urine jaune ; cependant le bout de la sonde s'était encore rempli de sang pendant que je la retirais, et avait été plus serré en sortant le long de la partie spongieuse de l'urètre, qu'en entrant. Les 6.e et 7.e jours, la sonde donna issue à quelques petits caillots de sang, et à des glaires épaisses, jaunâtres, qui semblaient avoir séjourné dans la vessie. Pour en favoriser la sortie, et en même tems ne pas irriter trop l'urètre, je dilatai doucement le canal avec des bougies médicamenteuses chaque jour pendant un quart d'heure seulement.

Le 9.e jour, l'urine coula lentement par la sonde, mais elle entraîna un caillot vermiculaire de 8 p. de longueur, sur une lig. et demie de largeur. Du 10e au 15e jour, bougies médicamenteuses variées de diamètre jusqu'à deux lignes ; néanmoins

la cautérisation, tous les obstacles de l'urètre, lorsqu'ils sont simples.

Depuis six ans, M. Ch... n'ayant pu que pallier momentanément son rétrécissement de l'urètre par l'usage des bougies, voulut que je le traitasse selon la méthode de mon ami, pour laquelle il avait la plus grande confiance. L'obstacle était situé dans la courbure de l'urètre, dans une étendue de 11 lignes, c'est-à-dire qu'il s'étendait de 6 pouces 3 lignes à 7 pouces 2 lignes. Quoique le diamètre du canal fût réduit à 1 ligne et demie, néanmoins il ne fallut que cinq cau-

une sonde d'argent n.º 8 ne put aller au-delà de la courbure. Le malade commence à dormir quatre heures de suite. Une remarque bien importante pour comprendre la théorie des fongus de l'urètre ou de la vessie, c'est la suivante : bien qu'après la sortie de cette portion de ce corps étranger (sorti le 9.e jour), et la liberté de faire passer des bougies d'une ligne et demie dans la vessie le 10.e jour, il fallut, le 11.e, trois fois retirer des fragmens arrêtés dans le canal avant d'entrer dans la vessie avec la sonde ordinaire ? mais les trois jours suivans, j'y parvins à la première tentative : le malade n'urina plus qu'une fois la nuit ; ses urines ne contenaient plus de sang, avaient perdu la plus grande partie de leur odeur forte, et les glaires avaient disparu. Le malade se trouva si bien de mes soins, qu'il put quitter Paris avec sécurité pour une absence de deux mois, après lesquels il viendra se faire cautériser pour une maladie qui sans cela se reproduirait sans doute.

térisations pour triompher de cette maladie. Dès
la première, les douleurs qu'il éprouvait en urinant furent calmées ; il ne lui fallut plus d'efforts
pour expulser l'urine ; le mieux augmenta chaque
jour : la dilatation fut aussi heureuse que la cautérisation, puisque le vingt-neuvième jour du traitement, le malade put déjà faire passer un dilatateur de 3 lignes dans sa vessie. Pendant la convalescence, la membrane de l'urètre reprit tellement
sa souplesse, qu'au mois de mai suivant, j'eus
l'occasion de faire passer une bougie à ventre de
3 lignes et demie dans la vessie, sans la moindre
douleur.

Quand M. le professeur Richerand apprendra
de ce malade que mon traitement ne l'empêcha
pas un seul jour de courir à pied dans les rues de
Paris, ne trouvera-t-il dans l'esprit d'un tel malade
que l'amour de la nouveauté à la place du bon
sens ?... N'apprendra-t-il jamais à mieux apprécier
la méthode de Ducamp ?

Si malheureusement il lui restait des doutes,
qu'il lise encore les observations suivantes.

OBSERVATION CINQUANTE-SEPTIEME.

Singulière inoculation du virus vénérien ; abus et efficacité des frictions mercurielles. Fistule urinaire insidieuse. Rétrécissement dans la courbure de l'urètre ; 8 lignes d'étendue ; trois cautérisations ; guérison en douze jours, faisant deux lieues à pied chaque jour d'opération.

M. D..., ancien officier de cavalerie, âgé de 53 ans, demeurant à Paris, éprouva, à 23 ans, une blenorrhagie à la suite de laquelle il conserva un léger écoulement pendant plusieurs années. Dans la suite, il contracta un *chancre qui inocula du virus dans le coin d'un ongle que ce malade s'était rogné maladroitement.* Le traitement qu'on lui fit pour ces deux maladies, indique autant l'abus des remèdes que l'efficacité des frictions mercurielles : à la vérité, c'était l'empirique Valdajou qui lui prescrivit dix-huit frictions de 4 gros chacune, qui *causèrent une salivation abondante* pendant un mois; après cela, il lui fit prendre douze bouteilles de sirop de Cuisinier, dont six bouteilles à *dix cuites,* et six bouteilles à douze cuites, et exigea encore douze frictions : deux abcès s'ouvrirent successivement au périnée, sans qu'on eût remarqué que l'urine en sortît. Un troisième abcès s'ouvrit et se ferma trois ou quatre fois. Un chirurgien de Lille y pratiqua une incision, et le docteur Renoult trois autres. Enfin la fistule caractérisée urinaire guérit très-bien, et le malade eut encore le bonheur d'être promptement guéri d'une rétention d'urine inflammatoire, par des injections d'eau de guimauve dans la vessie, sans d'autre auxiliaire qu'une seringue courte pendant quatre jours seulement.

Peu satisfait de l'usage des sondes, M. D... vint, le 20 avril 1824, me prier de le faire participer à mes succès. Je lui reconnus un rétrécissement situé dans la courbure de l'urètre, de 6 pouces 6 lignes à 7 pouces 2 lignes du méat urinaire, dans lequel le canal ne conservait qu'une ligne et demie de diamètre : je pratiquai aussitôt la première cautérisation avec mon porte-caustique n°. 3; la deuxième empreinte indiqua à 6 pouces 8 lignes, 2 lignes et demie de diamètre, et la pointe à 6 pouces 9 lignes, ayant toujours 1 ligne et demie de diamètre. Je pus donc pratiquer la deuxième cautérisation avec le gros porte-caustique avec d'autant plus de sûreté, que le malade éprouvait déjà un mieux sensible. La troisième, qui fut aussi la dernière, fut pratiquée à 7 pouces (par conséquent au-delà de la courbure de l'urètre); avec le gros Ducamp. Elle eut tout le succès que s'en promettait le malade : dès le neuvième jour du traitement, une sonde exploratrice de 2 lignes et demie put pénétrer dans la vessie, la bougie à ventre de 3 lignes séjourner une demi-heure dans le rétrécissement : le dixième jour, même dilatateur, même laps de temps, néanmoins un peu moins d'irritation. Le onzième, j'employai une sonde exploratrice de même diamètre, pour m'assurer qu'il n'y avait rien qui eût de la tendance à repulluler : elle passa dans la vessie sans la moindre altération ; dès-lors, nous fûmes rassurés tous les deux. Les treizième et quatorzième, nous employâmes encore la bougie de 3 lignes ; mais les quinzième, seizième, dix-septième, dix-huitième et vingtième, le malade put faire usage d'une bougie à ventre de 3 lignes et demie, diamètre naturel de son canal ; le vingt-quatrième jour, je lui plaçai successivement, avec la plus grande facilité, un dilatateur de 3 lignes, et un de 3 lignes et demie ; le vingt-septième jour , l'amour de l'humanité le porta à me donner l'exemple de la facilité avec laquelle un malade peut lui-même s'injecter l'urètre et la vessie , sans autre auxiliaire qu'une seringue large et courte. La confiance qu'il m'inspira dans le moyen qui lui avait si bien réussi, a déjà produit les meilleurs résultats chez les malades affectés de catarrhes de vessie ou de blenorrhée de l'urètre , lors même qu'elle est due à une inflammation chro nique des vésicules séminales, ainsi que de la glande prostate. Il me prouva enfin que l'adresse d'un malade peut être portée au point de ne pas répandre une goutte de liquide en faisant lui-même l'injection.

CINQUANTE-HUITIEME OBSERVATION.

Vice de conformation du méat urinaire ; erreur d'un chirurgien ; inconvénient de la bougie en-duite, employée à l'instar du professeur Lalle-mand. Double preuve de la nécessité d'avoir de l'instruction et de l'expérience pour bien opérer comme pour bien professer.

Jullemier, âgé de 29 ans, demeurant à Paris, rue des Martyrs, n.° 4, vint me consulter le 29 avril 1825, et m'apprit qu'espérant être traité par moi à l'hôpital Beaujon, il y était entré deux jours auparavant, mais qu'un autre chirurgien, nommé S...., en voulant explorer son canal, s'était servi d'une bougie enduite de cire, avait reconnu un obstacle à 7 pouces, et avait déclaré que l'urètre n'avait qu'une ligne de diamètre dans cet endroit.

J'explorai donc ce malade à mon tour, pour m'assurer jusqu'à quel point le favori du profes-seur D... était capable de me remplacer. Une sonde exploratrice de Ducamp, de 2 lignes et de-mie de diamètre, m'apprit aussitôt qu'il existait un vice de conformation à l'entrée de l'urètre, mais que je pourrais néanmoins y faire passer une *bougie enduite, de deux lignes de diamètre.* Cette bougie pénétra même dans la vessie : ainsi, quatre heures après avoir été exploré par M. S..., je ne rencontrai pas précisément la même maladie que lui, mais j'en avais trouvé une plus importante.

Dès que j'eus fait part au malade de mon opinion, il se soumit à la simple incision que je fis à l'instant, sans aucun aide que le patient. L'incision faite, je plaçai dans l'urètre, une canule d'un pouce et demi qui, fixée convenablement, y resta quatre jours sans se déranger, malgré les érections ordinaires. Le deuxième jour, ce malade cessa de souffrir; l'urine passa dedans et par-dessus la canule. Le quatrième jour, il se trouva si bien qu'il la retira complètement; je pris une nouvelle empreinte, et le cautérisai à 6 pouces 8 lignes. Le septième, l'empreinte à 7 pouces 1 ligne, indiqua des végétations à droite seulement; j'y appliquai si bien la deuxième cautérisation, qu'elle fut aussi la dernière. Le dixième, la sonde exploratrice traversa le rétrécissement, et ne s'arrêta qu'à 8 pouces du méat où se trouvait le col de la vessie qu'elle eût traversé sans douleur, si ce malade, ravi des progrès de sa guérison, n'avait pas fait un excès de table qui lui donna des douleurs d'entrailles , de la diarrhée et de la fièvre. Le treizième, une bougie à ventre de trois lignes de diamètre, après avoir été un peu douloureuse au méat urinaire, passa néanmoins dans la vessie. Le seizième jour de traitement , l'instrument n'était nullement douloureux, et la guérison parfaite.

CINQUANTE-NEUVIÈME OBSERVATION.

Mauvais effets des injections; erreurs de Whately et danger de son procédé ; cicatrices difformes après l'usage de la potasse caustique. Premier rétrécissement, 15 lignes d'étendue, trois cautérisations ; deuxième rétrécissement , 18 lignes d'étendue, dix cautérisations. Parallèle de la méthode de Ducamp avec le procédé de Whately.

B..., chirurgien anglais, âgé de 40 ans, eut, à 25 ans, une gonorrhée qui persista pendant quatre mois, et qui ne cessa que par l'emploi des injections stimulantes. Deux ans après, s'apercevant que le jet des urines diminuait progressivement, il eut recours aux bougies, et fut dès-lors obligé d'en faire usage deux fois par semaine. Ayant reconnu que ce traitement n'était que palliatif, il consulta M. Lau..., qui essaya sur lui la potasse caustique, selon le procédé du docteur Whately. Ce nouveau moyen fut employé

deux mois, au bout desquels on parvint à introduire dans la vessie une sonde n.°. 9. Cette dilatation *ne dura que quatre mois ;* quand le rétrécissement fut revenu au même degré, il ne put
pallier ses souffrances qu'au moyen des *bougies,*
à des époques très-rapprochées.

M. B... vint me consulter le 20 mars 1824,
pour des douleurs qu'il éprouvait en urinant,
depuis deux ans ; il était tourmenté d'insomnie
et de besoins d'uriner toutes les heures ; pendant le jour, il ne pouvait retenir ses urines
que fort peu de temps, ce qui l'incommodait
beaucoup lorsqu'il se trouvait en société. Je lui
trouvai un premier rétrécissement s'étendant de
3 pouces à 4 pouces 3 lignes, dans lequel le canal ne conservait qu'une ligne et demie de diamètre. Trois cautérisations suffirent pour le dilater convenablement : dès-lors le malade urina
plus facilement, quoiqu'il restât un deuxième
rétrécissement de 4 pouces 9 lignes à 6 pouces
5 lignes. Dix cautérisations détruisirent les irrégularités singulières que présentèrent plusieurs
des empreintes nécessaires pour ce traitement :
la dilatation a été longue et difficile, tant à cause
de l'étroitesse du canal, que des cicatrices qui
avaient été la suite des sept cautérisations opérées par la potasse caustique. Enfin, le malade
arriva, en deux mois et demi, à une guérison

complète qui fut durable puisqu'il ne m'a pas écrit depuis.

Il est à remarquer que ce malade avait l'urètre si contractile, que, sans une expérience déjà consommée dans les opérations sur l'urètre, il eût été facile de tomber dans l'erreur, en explorant cette partie qui présenta les phénomènes suivans :

1.° Une contractilité *très-remarquable vis-à-vis la fosse naviculaire*, quoique l'ouverture du méat fût accidentellement très-large.

2.° Une contractilité très-grande, mais assez commune, à deux ou trois pouces du méat, exprimée dans la fig. 3o, pl. 1ʳᵉ, prise le 5 juin 1824, après douze jours de convalescence, pendant lesquels il avait introduit chaque jour dans la vessie, une bougie-à-ventre de deux lignes et demie.

3.° Une contractilité plus qu'ordinaire à cinq pouces.

Ce phénomène s'étant reproduit chez plusieurs autres malades, j'en déduisis le principe suivant :

Lorsqu'on aura à traiter un canal extraordinairement contractile, il conviendra d'assujettir le pinceau de soie qui entre dans la fabrication de la sonde exploratrice, avec un double cordon dont les deux bouts libres seraient noués convenablement à l'autre extrémité de la sonde, ou bien qu'on laisserait flotter en dehors, de manière à s'apercevoir à temps qu'ils sont entraînés.

OBSERVATION SOIXANTIÈME.

Exemple de rétrécissement mou, quinze lignes d'étendue, sept cautérisations ; guérison parfaite en 32 jours.

M. B..., âgé de 58 ans, après avoir souffert dans les lombes pendant trois à quatre ans, s'aperçut que le jet de ses urines diminuait. Il éprouvait, depuis un an, de grandes difficultés à les rendre, et des besoins de renouveler ses efforts toutes les heures pendant le jour, et trois ou quatre fois chaque nuit. Il était aussi incommodé quelquefois d'incontinence *au moindre besoin d'uriner.*

C'est dans cet état que mon honorable confrère Lugut me le présenta le 11 mai 1824. Je lui trouvai un rétrécissement de l'urètre, cause de tous ses maux, à 6 pouces 3 lignes du méat urinaire, et s'étendant à 7 pouces 6 lignes. Ce rétrécissement commençait par un cône qui n'avait à son sommet qu'une demi-ligne de diamètre, et jamais plus d'une ligne dans tout le reste de son étendue. Sept cautérisations suffirent pour détruire

cet obstacle. La première fut pratiquée le 18 mai;
et la septième, le 7 juin. Dès le 10, une sonde
exploratrice de trois lignes de diamètre, pénétra
dans la vessie sans douleur. Trois jours après,
la dilatation était portée à trois lignes et demie,
diamètre naturel du canal de l'individu. Le 16,
j'explorai la vessie avec une grosse sonde d'argent,
pour me convaincre que le malade n'avait pas
la pierre. Dans la suite, il lui fut possible de se
placer lui-même les bougies à ventre de Ducamp,
qui devaient *confirmer* sa guérison. Je pense
qu'elle peut être regardée comme une des plus
parfaites, quoiqu'une des plus promptes.

OBSERVATION SOIXANTE-UNIEME.

*Premier rétrécissement dans la courbure de l'urè-
tre, de 4 lignes d'étendue, quatre cautérisations.
Deuxième rétrécissement, id.... de 6 lignes;
quatorze cautérisations. Végétations susceptibles
de repulluler. Guérison parfaite confirmée un an
après.*

M. Sislig, âgé de 43 ans, musicien, demeurant rue des Martyrs n.° 10, s'étant aperçu, en
1818, que le jet de ses urines avait sensiblement
diminué, et que cette disposition maladive ayant
augmenté progressivement, l'avait mis dans une
grande difficulté de retenir long-temps ses urines,

et lui rendait beaucoup plus pénible l'exercice de sa profession, vint me consulter le 21 septembre 1823. Je lui trouvai un rétrécissement de 6 pouces 8 lignes à 7 pouces; un second de 7 pouces 2 lignes à 7 pouces 8 lignes. Le premier n'exigea que quatre cautérisations, mais le deuxième quatorze.

Je ferai remarquer que le malade n'avait jamais fait usage de sondes ni de bougies : néanmoins la troisième empreinte était très-bifurquée à la pointe, ce qui me prouva que la bifurcation est rarement une preuve de l'existence d'une fausse route, mais qu'elle dépend le plus souvent d'une escarrhe, et quelquefois d'une bride.

Le deuxième rétrécissement présenta , à la septième empreinte des végétations en bas, et le canal en haut, et à la huitième, le canal en bas, ce qui nécessita le porte-caustique à éminence; enfin à la neuvième, le canal à droite. Ces divers changemens s'expliquent positivement et peuvent se prédire par les contours que l'on remarque dans certaines circonstances sur la sonde exploratrice de Ducamp. Je crois devoir ce nouvel hommage à l'auteur de cette belle invention qui permet d'étudier jusqu'aux moindres changemens qui surviennent dans les maladies dont la membrane de l'urètre est susceptible.

Pour compléter l'analyse de cette guérison ,

j'ajouterai que le nombre de cautérisations a été multiplié sur les mêmes lieux, à cause de la nature *mollasse et vasculaire* de l'obstacle ; ce qui a nécessité des modifications diverses, non-seulement pendant la cautérisation, mais encore pendant la dilatation. Aussi ce traitement a-t-il exigé trois mois (1) pour ramener l'urètre à son diamètre naturel (3 lignes).

Un an après, je me suis assuré que cette guérison était parfaite.

----

(1) Il conviendrait d'en déduire l'influence d'un travail journalier dans une température très-variable.

FIN.

ABRÉGÉ

de l'Histoire de la cautérisation de l'Urètre.

FIN DE L'HISTOIRE.

CHAPITRE PREMIER.

Ce chapitre se compose de 3o observations sur un seul rétrécissement, dans les diverses régions du canal de l'urètre. Il fournit déjà une assez bonne preuve (contre l'opinion de l'École de Paris) que la cautérisation bien pratiquée, peut être appliquée à toutes les régions du canal de l'urètre avec un parfait succès.

CHAPITRE DEUXIÈME.

SECTION PREMIÈRE. — *Rétrécissemens compliqués de
catarrhe vésical.*

CHAPITRE TROISIÈME.

Rétrécissemens rares.

EXPLICATION DES FIGURES.

PLANCHE PREMIÈRE.

Fig. 1. Représentant l'empreinte prise sur M. Fauconnier le jour même de son arrivée. Après trois jours de repos, encore semblable à la première.

Fig. 3. Empreinte prise avec une sonde exploratrice plus mince, devenue parfaitement lisse au centre, sans aucun vestige de canal après trois jours de repos et de soins de toutes espèces.

Fig. 4. Empreinte après deux applications de la bougie armée, préparée convenablement dans un conducteur; annonçant trois lignes de l'obstacle creusées dans son centre; diamètre une ligne et demie.

Fig. 5. Empreinte à 6 pouc. ; diamètre trois lignes ; pointe de deux lig. de longueur ; diamètre une ligne un tiers, après la première cautérisation avec le gros porte-caustique de Ducamp.

Fig. 6. Empreinte le lendemain de la cautérisation, l'escarrhe étant encore en place.

Fig. 7. Empreinte à six pouces trois lignes, pointe alongée de deux lig. à sa base et d'une ligne à son sommet, l'escarrhe étant détachée et sortie avant la dernière cautérisation.

Fig. 8. Empreinte; diamètre trois lig. moins un quart ; est passée dans la vessie après la cinquième cautérisation.

Fig. 9. Représentant un filet d'un tiers de ligne séparé de la masse d'emplâtre par une bride. Xme *Obs. pag.* 23.

Fig. 9 *bis.* Canal de l'urètre réduit à un tiers de ligne par la contractilité naturelle de cette partie à cinq pouces six lignes du méat. (XIXme OBS., *p.* 36).

Fig. 10. Empreinte prise sur M. E... en présence du Dr Berthomieux ; canal réduit à un tiers de ligne.

Fig. 11. Après la première cautérisation, la partie filiforme commençant à être envahie.

Fig. 12. Singulièrement bifurquée, indique une bride rebelle au-delà de la courbure de l'urètre à sept pouces trois lig.

Fig. 13. Empreinte ; tête arrondie sans indice de canal. Annonce une grande inflammation chez ce malade (*Voy. page* 62) ; ainsi que chez quelques autres ; quelquefois aussi des excroissances mobiles et refoulées.

Fig. 14. Empreinte prise en présence du Dr Gardane, médecin ordinaire du malade, représente le canal à droite, n'ayant qu'un tiers de ligne de diamètre.

Fig. 15. Représente l'état du canal après quatorze jours de tentatives pour dilater, et immédiatement avant la première cautérisation.

Fig. 16. Avant la seconde cautérisation à six pouces quatre lignes.

Fig. 17. Avant la troisième cautérisation.

Fig. 18. Avant la quatrième cautérisation.

Fig. 19. Après la septième cautérisation.

Fig. 20. Première empreinte dans un cas de fistule au périnée.

Fig. 21. Empreinte après la première cautérisation.

Fig. 22. Empreinte avant l'application du porte-caustique à éminence.

Fig. 23. Première empreinte dans une fausse route.

Fig. 24. Seconde empreinte *idem* après un repos de deux jours.

Fig. 25. Empreinte à six pouces neuf lignes , c'est-à-dire presqu'un pouce en deçà des précédentes opérations.

Fig. 26. Empreinte prise immédiatement après, déprimée en bas au lieu de l'être en haut, comme dans la première, me fit croire avec raison que la pointe de la sonde était passée une fois par-dessus, une fois par-dessous l'escarrhe mobile et déjà déplacée à un pouce de distance. Ce fait confirme de plus en plus la nécessité de noter scrupuleusement chaque empreinte avec les dates des opérations pour ne pas croire trop légèrement à des végétations nouvelles reproduite en peu de jours, comme il y en a réellement quelques exemples.

Fig. 27-28. Annonce les corps pédiculés qui sortirent après la 17e cautérisation.

Fig. 29. Empreinte qui prouve la contractilité de toutes les parties de l'urètre , même à 7 pouces du méat urinaire.

Fig. 30. Empreinte insidieuse , prouve la contractilité de l'urètre.

PLANCHE DEUXIÈME.

Fig. 1re. Dilatateur métallique de neuf pouces et demi de longueur ; peut avoir 2 lignes et demie , 3 lignes , 3 lignes et demie et même 4 lignes de diamètre ; — préférable aux dilatateurs emplastiques et dilatateurs à air , dans les cas compliqués de fistules urinaires ou de fausse-route.

Fig. 2 Porte-caustique de Ducamp , modifié par Nicod , ou-

vert ; *a* , cylindre de platine ; *bb* ; rainure remplie de nitrate d'argent crystallisé ; *c*, douille de platine de huit lig.
de longueur ; *d* , pas de vis de trois lignes de longueur
pour recevoir la capsule *e* , qui le recouvre ; *f*, pas de
vis de cinq lignes pour fixer la douille dans la canule de
gomme élastique *g*, de 8 à 9 pouces et demi ; *h* , stylet
de gomme élastique plus long que la canule , destiné à
pousser le cylindre hors de la canule et à l'y faire rentrer
à propos , soit pendant , soit après la cautérisation.

Fig. 3. Capsule ordinaire de 2 lig. de diamètre.

Fig. 4. Capsule de rechange , de trois lignes de diamètre ,
pouvant remplacer le gros porte-caustique de Ducamp.

Fig. 5. *Capsule à éminence* , réservée aux cas où le canal est
de côté.

FIN.

www.ingramcontent.com/pod-product-compliance
Lightning Source LLC
LaVergne TN
LVHW050400060726
842524LV00002B/421